医患互动话题丛书

慢性肾脏病

主　编◉吴　灏　郑　璇　孙　婧

副主编◉毕晓莹（上海长海医院神经内科）

　　　　李　娟（上海长海医院肾内科）

　　　　李菊红（上海长海医院体检中心）

　　　　徐正梅（上海长海医院科研处）

　　　　苗　峰（上海长海医院临床营养科）

　　　　周　哲（第二军医大学）

U0331967

军事医学科学出版社
·北　京·

图书在版编目(CIP)数据

　　慢性肾脏病 / 吴灏，郑璇，孙婧主编.
—北京：军事医学科学出版社，2013.4
　　（医患互动话题丛书）
　　ISBN 978-7-5163-0225-5

　　Ⅰ. ①慢… Ⅱ. ①吴… ②郑… ③孙… Ⅲ. ①慢性病—肾疾病—
防治—问题解答 Ⅳ. ①R692—44

中国版本图书馆CIP数据核字(2013)第084983号

策划编辑:王彩霞　　责任编辑:王彩霞
出　版　人:孙　宇
出　　版:军事医学科学出版社
地　　址:北京市海淀区太平路27号
邮　　编:100850
联系电话: 发行部: (010)66931049
　　　　　　编辑部: (010)66931039, 66931038, 66931053
传　　真: (010)63801284
网　　址: http://www.mmsp.cn
印　　装:中煤涿州制图印刷厂北京分厂印刷
发　　行:新华书店

开　　本: 710mm×1000mm　1/16
印　　张: 9
字　　数: 175千字
版　　次: 2013年10月第1版
印　　次: 2013年10月第1次
定　　价: 25.00元

本社图书凡缺、损、倒、脱页者，本社发行部负责调换

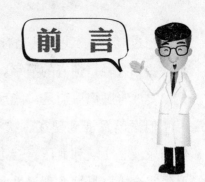

前　言

　　21世纪以来，慢性肾脏病已成为危害全世界人民健康的公敌之一。在发达国家，普通人群的患病率为6.5%～16%，美国慢性肾脏病人数已超过2000万。在我国，普通人群中慢性肾脏病的患病率也在10%左右，40岁以上人群高达18.7%，由此推测中国慢性肾脏病人数已超过1个亿！

　　我们的肾脏位于腰部脊柱两侧，它主要的工作是从身体的血液中不断清除毒素和多余的水分，此外还具有控制人体血压、刺激生产红细胞以及保持骨骼健康等重要作用。如果肾脏由于各种原因逐渐失去它的功能，就得了我们平时常讲的慢性肾脏病。这是一类临床表现"沉默"的疾病，起病时常常不被"感觉"，没有不适症状，往往被大家所忽略，所以就诊率低，但是它危害到的人群之多、危害程度之大远远超出人们的想象：针对全世界不同种族、生活在不同地区的人群开展的医学研究都一致显示，大约每10个成年人中就有1人会有某种形式的、不同程度的肾脏受损，而患有慢性肾脏病的人群死于心脏病和中风的风险更是健康人群的20倍以上！慢性肾脏病患者的肾脏功能可以在不知不觉中逐步恶化，最终到达彻底毁损、需要肾脏替代治疗的地步，这就是所谓的"终末期肾脏病"（又称尿毒症）。不少病人此时方才就医，但为时已晚，肾脏功能已无法挽回。尿毒症病人必须接受一个新的移植肾或者长期依赖"人工肾"（透析治疗）才能得以生存。目前全球肾脏病患者已超过5亿人，我国已经有30多万肾脏病患者靠透析来维持生命，这是一些令人触目惊心的数字。所以，与其他危害人类健康的重大疾病相比，慢性肾脏病可谓是"隐形杀手"。

但医学发展到现在，检测技术相对容易、简单，通常定期检验我们的尿液、血液和血压，就可以显示大部分肾脏问题的早期迹象，我们已经完全可以早期发现慢性肾脏病。而一旦知道存在这些问题，我们可以通过服用一些治疗药物和改变某些生活习惯来延缓甚至停止慢性肾脏疾病的进展。然而迄今为止，全球范围内普通民众对于慢性肾脏病的认识和防治意识远远不足。

所以我们编著了此书，向广大慢性肾脏病的患者和家属系统讲述这种疾病，让大家能够很好地了解它、并积极配合医生的治疗，来保护我们的肾脏，做到早预防、早发现和早诊治，从而有效延缓肾脏病的进展。

吴灏

2013年8月

目 录

第四篇　合理营养，人生有味——慢性肾病怎么吃

第五篇　慢性肾脏病患者保健和护理篇

第一篇
基本概念篇

一、您了解自己的肾吗?

您了解自己的肾脏吗?

回答:肾脏位于人体腹膜后脊柱的两侧,左右各一,形状类似蚕豆。新鲜的肾脏呈红褐色。肾脏的大小因人而异,一般说来,正常成年男性平均长10厘米,宽5厘米,厚4厘米,平均重量为134～148克。女性肾脏的体积和重量都略小于同龄男性。在临床上肾脏的功能可以概括为下列三点:①调节水与电解质的平衡;②调节体液酸碱平衡;③内分泌功能。

正常人一天(1440分钟)的小便量约为1500毫升,尿液中包含尿素氮、肌酐等废物,不包括葡萄糖、氨基酸、维生素等有用的物质。

肾脏除了作为"人体清道夫",负责水分及代谢废物的清除外,还为人体提供健康平衡的内环境。一旦肾功能减退,就可能出现代谢性酸中毒,表现为呼吸浅慢、嗜睡、躁动等。严重者可危及生命。

此外,肾脏可以分泌肾素、前列腺素、促红细胞生成素、1,25-二羟维生素D_3等。我们看到尿毒症患者大多面色苍白,就是因为肾脏分泌促红细胞生成素减少，影响骨髓造血导致贫血。活性维生素D_3下降会引起低钙血症，患者可出现抽搐等症状。肾素水平升高或前列腺水平下降则易导致顽固性高血压。

　　肾脏是一个重要的脏器，它每日默默的工作清除我们体内的垃圾。想象一下，如果它工作失常，体内的水、毒素都会迅速泛滥，最终影响心脏、骨髓——每一个脏器。由于肾脏由内脏神经支配，内脏神经主要分布于肾包膜上，所以疼痛的感觉不敏感而且肾脏的代偿能力很强，因此即使我们的肾脏出现问题，也往往是悄无声息。所以，认识肾脏，要细心呵护它，让它永葆活力，我们才能保证健康。

肾脏是怎么排尿的？

　　回答：肾脏是尿液生成器官。人们喝的汽水、茶水、汤等液体，经过胃肠道吸收进入血液，通过血液循环，再经过肾脏处理后，液体就会形成尿液排出体外。因此，尿直接来源于血液。当血液流过肾小球毛细血管时，除血细胞和大分子蛋白质外，几乎所有血浆成分，包括少量分子量较小的血浆蛋白，都会通过肾小球膜，滤到肾小球囊内形成原尿。这是尿液生成的第一步。

　　原尿的成分与血浆成分很接近，几乎相同，但与排出的终尿有显著差异。尿的生成主要经过3个步骤，即肾小球滤过、肾小管重吸收和肾小管排泌。从肾小球滤出的液体为原尿，其糖、非蛋白氮、无机盐及酸碱度与血浆相同，肾小管有选择性地重吸收原尿中的水分等物质。其中葡萄糖可全部被吸收，水、电解质被部分重吸收，而肌酐、尿素氮等则几乎不被重吸收。这样最终经肾小管排泌的终尿约为每天1.5升。

肾脏的内分泌作用是什么?

回答: 大家常认为,肾脏只具有泌尿作用。其实肾脏的作用大着呢。比如,为什么肾病患者会有高血压呢? 尿毒症的患者会出现贫血、缺钙? 等等。解决这些问题,就要了解肾脏的内分泌功能。

肾脏的球旁细胞可以分泌肾素。在肾素作用下,肝内合成的血管紧张素原转变为血管紧张素 I,后者在肺内血管紧张素转换酶的作用下生成血管紧张素 II。血管紧张素 II 具很强的缩血管作用,可使血压升高。肾小球旁器可生成促红细胞生成因子,该因子作用于肝脏产生的红细胞生成素原,使之转变为红细胞生成素,后者作用于骨髓,促进定向干细胞向红细胞系发展,并促进红细胞成熟与释放。

另外,肾脏间质可产生1-羟化酶,使在肝脏活化的25-羟维生素D_3转变成激素形式的1,25-二羟维生素D_3,调节钙、磷代谢。肾间质细胞还可产生前列腺素,扩张血管,增加肾皮质血流。肾脏也可灭活胃泌素、胰岛素、甲状旁腺素等内分泌激素。肾功能受损时,上述激素的产生、代谢不能正常进行。肾素释放增加,红细胞生成素减少,也不能生成激素形式的维生素D_3,前列腺素产生减少,胃泌素、甲状旁腺素及胰岛素不能灭活,从而引起血压升高、贫血、钙磷代谢紊乱、消化道溃疡和出血,以及自发性低血糖等症状。

中医所说的"肾"和西医所说的"肾"一样吗?

回答: 中医所说的肾和西医所说的肾是不同的概念。肾,俗称"腰子"。西医学认为它是人体泌尿系统的一个脏器,位于1~3腰椎左右两侧,形如蚕豆,其主管尿液分泌、排泄和调节人体水液代谢。倘若肾脏患病，一般均侵害其实质。因此，西医讲的肾，是指实质器官的肾脏，并不包括其他系统的其他器官。西医中肾脏疾病包括肾小球肾炎、肾盂肾炎、肾结石、肾结核等。

中医就不同了，中医对肾的生理病理认识并不局限于肾脏本身，其范围、含义则要广得多。认为，肾是"生命之根""肾主水""肾主纳气"。中医认为"肾为先天之本"。所谓"先天"，就是指肾所藏的精。肾精又有先天、后天之分，先天之精来源于父母，也就是形成胚胎的原始物质，它具有促进人体生长发育和繁殖后代的功能。先天之精不足，在小儿则骨软无力，智力不全；在成人则精少不育，经闭不孕。后天之精来源于饮食营养，经脾胃消化吸收而成，并滋养着全身的脏腑和组织器官。后天之精亏损，则可导致全身营养失调，体弱多病。但是，先天之精必须依赖后天之精的不断滋补来得以充实；而后天之精的产生又离不开先天之精的温化促成，两者相互依存，是维持人体生命活动的基本物质。因此，保肾固精是有助于人体健康的。其次，中医还认为"肾主骨，生髓充脑，其华在发""肾藏精，主人体发育与生殖""肾开窍于耳与二阴"等等。这是因为肾能藏精，而精又能化生髓，髓居骨中，骨靠髓来充养，髓又聚汇于脑。所以《内经》有"肾生骨髓""肾不生则髓不能满""脑为髓之海"之说。说明肾气充足则骨质坚固，体格健康；精足髓充则脑力灵敏精巧。反之则骨质疏松，行走无力；而髓海空虚就会迟钝健忘。因此，中医临床常以补肾益肾法治疗骨科及内科的神经衰弱等不同病症，就是这个道理。

从以上的论述中，可知中医讲的"肾"，既概括了实质器官的肾脏，也代表了其他部分组织器官的功能，包括心、肺、肝、脾、膀胱、神经系统及男女生殖器官的功能。

肾脏病患者为什么会出现水肿呢?

回答:肾是机体排除水、钠的主要器官,当肾患病时,水、钠排出减少,致水、钠潴留而形成水肿,称为肾性水肿。水肿是肾脏疾患最常见的症状。引起肾性水肿的原因有:①肾小球滤过率降低,水、钠潴留;②全身毛细血管通透性改变,使体液进入组织间隙;③血浆白蛋白水平降低,导致血浆胶体渗透压降低;④有效血容量减少,致继发性醛固酮增多等。

出现水肿一定就是得了肾炎吗?

回答:人们习惯上认为水肿一定是肾脏出问题了。实际上这是不对的。我们在肾病门诊中,常遇到一些水肿的患者来就诊。有些人的水肿,首先被身边的人发现,因为眼睑肿胀最易被人看见;又有些水肿,是自己发现的,因为自己感觉下肢绷胀不适或者洗脚时发现脚踝处有明显的衣服勒痕。实际检查的结果说明他们并非都是患了肾炎,有的是特发性水肿,还有的是内分泌疾病引起的水肿,如甲状腺功能低下等。水肿不一定都是由肾炎所致。

水肿按发生的部位,分为全身性水肿和局部性水肿,其病因各有不同。若是全身性水肿,用手指按压下肢,如有凹陷,称压陷性水肿;无凹陷者称非压陷性水肿。压陷性全身水肿也并非肾脏病所特有,有心源性水肿、肝源性水肿、营养不良性水肿、月经前紧张综合征的轻度水肿、药物性水肿、特发性水肿等。因此,发生了水肿,不要主观臆测,盲目投医,在原因未明之前,要去有化验条件的医院,进行有关的检查和化验,以尽快明确诊断,进行有的放矢的治疗。盲目求医,既造成经济上的浪费,拖延了病情,药物的副作用还可能会加重病情。

肾脏病越肿越严重吗?

回答: 水肿并不是衡量肾脏病严重程度的指标。一般说来，水肿通常见于肾病综合征的患者。这类患者血白蛋白低，因此可以出现明显的下肢水肿。严重者全身各部位，甚至包括阴部都会出现水肿。但这并不意味着疾病难以治愈。通常情况下，我们根据肾活组织穿刺来判断患者的病变程度、预后，而并不是依据水肿程度。比如，肾活检显示微小病变肾病、轻微病变、轻度系膜增生等的患者一般病变较轻，对治疗敏感，预后较好，临床治疗效果很明显。但这类患者就诊时可能水肿症状很明显。而肾活检显示大量硬化、纤维化的患者临床上可能水肿很轻，甚至几乎没有明显水肿，但实际上这类患者治疗效果不理想，预后较差。

因此，肾脏病是否严重与水肿程度没有明确关系。

夜尿多少重要吗?

回答: 夜尿是否增多，对高血压肾损害的诊断非常重要。夜尿症是指自睡眠中醒来去排尿。正常人夜间排尿（入睡后）一般为两次以下，尿量少于一整天24小时总尿量的1/3。正常人晚上饮水少，入睡后体内代谢率降低、血流缓慢，经肾小管的原尿可充分回吸收，故夜间尿量比白天尿量明显少。随着年龄的增长，夜尿量会逐渐增加。如果夜间排尿次数明显增多，夜尿量超过24小时总尿量的一半，则称为夜尿增多。

慢性肾炎患者尿量突然增多，特别是夜尿增多，常常是肾功能减退的一种临床表现，此时一定要注意肾功能的检查。肾脏是人体排泄新陈代谢废物及各种毒性物质的一个重要途径。这些代谢产物及毒性物质进入血液后，通过血液循环流经肾脏时，其中的某些成分从肾小球滤过，经尿液排出体外。当肾功能减退时，肾脏不能在白天将体内代谢产物完全排出，需要在夜间继续排泄，以致夜尿增多。夜尿增多常见于慢性肾小球肾炎、慢性肾盂肾炎、高血压肾小动脉硬化及各种肾脏病所导致的慢性肾功能减退。除了肾病性夜尿增多外，还有排水性夜尿增多、精神性夜尿增多。但精神性夜尿增多以夜尿次数增多为主，夜尿量一般不多。由于在肾功能减退早期常常首先出现夜尿增多，而其他症状不一定很明显，因此有夜尿增多者，应及时到肾内科检查，以免耽误了早期诊断和治疗的良好时机。

憋尿对身体有害吗？

回答：憋尿对身体是非常有害的。人们大多知道肾盂肾炎对身体有害，而不知道肾盂肾炎的病因多是由膀胱中的尿液反流回输尿管、肾脏所引起的。这种反流在很多情况下与憋尿有关。尤其对儿童来讲，发生的几率更高。有资料显示，女婴发生输尿管反流的几率为20%。在两岁以前有过尿路感染的女婴中，输尿管反流的发生几率为45%。尿液反流的结果不单纯是引发肾盂肾炎，在并发肾、输尿管感染时，还有可能导致出现肾盂肾炎性瘢痕。更严重者，甚至有产生继发性高血压和慢性肾衰竭的危险。

那么，憋尿和输尿管反流有什么关系呢？在正常情况下，由于输尿管与膀胱连接处的特殊生理结构，即便膀胱充盈胀满，也不会发生尿液反流。然而，在输尿管与膀胱连接处发育不良、下尿路梗阻（多由前列腺肥大或尿道狭窄引起）、神经性膀胱炎或膀胱、输尿管术后等情况下憋尿时，尿液可由膀胱挤向输尿管或肾脏，从而引起肾盂肾炎。这时，应当及时排净尿液，且排尿时不要过于用力，或采取分次排尿的方法。如有必要，应该同时配合抗生素治疗。当然，如果尿液反流非常严重，还应当进行手术治疗。因此，那些有憋尿习惯的人，为了保护您的肾脏，最好改掉憋尿的习惯。家庭中有婴幼儿（特别是那些曾经患过肾盂肾炎的婴幼儿）的父母，更应该注意不要让孩子养成憋尿的习惯，这对于预防反流性肾炎、保护肾脏具有积极的作用。

蛋白尿是怎样形成的?

回答：蛋白尿是指常规尿蛋白定性试验呈阳性。正常尿常规尿蛋白定性试验呈阴性，当患肾病时，蛋白质滤出较多，过多的蛋白进入终尿就形成了蛋白尿。原发性或继发性肾小球疾病、肾循环障碍、缺氧等疾病，尿蛋白多数＞2克/24小时尿，其中是以白蛋白为主。各种原因所致的肾小管间质疾病，如肾盂肾炎、镇痛药肾病、抗生素肾损害、重金属中毒、先天性多囊肾以及各种先天性肾小管疾病等，蛋白尿一般含量＜2克/24小时尿，大多在1克/24小时尿左右，以小分子量蛋白为主，白蛋白较少。

只要尿中有蛋白，就一定是肾炎吗?

回答：这种说法不对。在临床上常可见到不少生理性蛋白尿，生理性蛋白尿又称为良性蛋白尿或暂时性蛋白尿，日常生活中受到一些刺激，如寒冷、疼痛、姿势、运动、食用过多的蛋白质，都可能会引起蛋白尿，刺激除去后，蛋白尿即消失。

蛋白尿越多肾病就越严重吗?

回答：蛋白尿是诊断肾炎的重要依据，也是评定肾炎治疗效果的重要指标之一，但是蛋白尿多少，并不一定反映肾脏损害的严重程度。肾脏受损的程度要看肾功能的好坏，并结合临床作全面分析。但长期大量蛋白尿，对肾功能有明显损害，应当积极治疗，使尿蛋白降至每日1克以下，才能有效地保护肾功能。

出现尿液混浊就是得了肾炎吗?

回答：有人发现自己尿液混浊就认为自己患了肾炎，事实并非如此。因为，尿液混浊可由多种因素引起，如果尿中含有各种白细胞、红细胞、黏液，或者有白蛋白、球蛋白等各种蛋白质时，均可出现尿液混浊；乳糜尿，即淋巴液漏入尿中也可使尿液变混浊。

另外，正常新鲜排出的尿摇晃后可有少量白色或淡黄色泡沫，放置后可出现轻微混浊。这是由于冷却后尿液中有盐类物质析出：碱性尿中易析出磷酸盐和碳酸盐结晶，使尿液呈灰白色混浊；酸性尿中易析出尿酸盐结晶，使尿液呈淡红色混浊。磷酸盐和碳酸盐结晶加醋酸后会消失，使尿液重新变清，尿酸盐结晶加热后或加碱后也会消失，使尿液变清。只有加热加酸都不能使之变清的尿液才考虑为病理性的尿液改变。由此可见，尿液混浊不一定都是由肾炎引起的。当然，如果发现自己尿液混浊，尤其是出现大量泡沫、尿色发红等现象，最好到医院就诊，排除肾脏疾病，做到及时就诊，有备无患。

肾病都会出现腰疼吗?

回答：腰痛不一定都是肾脏出了问题，肾病也不一定都会产生腰痛症状。腰部包括许多组织，自外向内包括皮肤、皮下组织、肌肉、韧带、脊椎、肋骨、脊髓和脊髓膜等，上述任何一种组织有病变均可引起腰痛。腰痛90%都是神经或骨骼肌肉的毛病，如脊柱系统的类风湿性脊柱炎、肥大性脊柱炎、腰椎间盘脱出、结核或化脓性脊柱炎等；脊柱旁软组织方面的腰肌劳损、肌纤维组织炎等；造成脊神经根受刺激的脊髓压迫症、急性脊髓炎等。另外，胰腺炎、十二指肠球后溃疡、部分妇科疾病（严重的子宫后倾后屈、慢性附件炎、痛经、宫颈癌和子宫癌等）等也可引起腰痛。

肾脏疾病中，肾结石、急性肾小球肾炎、急性肾盂肾炎、肾结核、肾下垂、肾积水、肾积脓等会伴有腰痛症状。除此之外的肾脏疾病很少会出现腰痛。区别肾病或非肾病腰痛的方法很简单，主要有三点：①看部位；②验尿液；③做B超。

二、慢性肾病就是肾炎吗？

肾炎是由感染引起的吗？

回答：肾炎是肾小球发炎之称，那么肾炎是否由细菌直接入侵肾脏而造成的炎症呢？事实上肾炎并非是细菌感染发炎。目前大多数观点认为肾炎的发生机理属于免疫性损伤，肾脏组织中有炎症反应。但这是由于免疫反应所致的炎症，而不是由细菌感染直接引起的炎症。但是在临床上有些肾炎的发生的确与细菌感染有一些关系。常见的有以下两种情况：

（1）急性链球菌感染后肾小球肾炎或病毒感染后急性肾炎，这些都是微生物进入机体作为一种抗原，引起机体产生相应的抗体导致免疫反应，而引起肾炎。

（2）感染可以加重原有的肾脏病。如原有肾炎，在某种情况下合并细菌感染，这些感染激发了机体的免疫反应而间接激发了肾小球肾炎的损害，加重病情。

因此不是所有的"肾炎"都需要用抗生素，要严格掌握应用指征。要弄清楚"肾炎"用抗生素（即消炎药）的目的是消灭或控制肾外细菌感染病灶，从而间接清除进入机体的抗原，减轻机体免疫损害而达到减轻或治疗肾炎的目的。

什么是急性肾小球肾炎?

回答：急性肾小球肾炎（简称急性肾炎）起病急骤，病程短，好发于儿童，是儿童内科的常见病、多发病，此病预后良好。急性肾炎的病因很多，多数与溶血性链球菌感染有关，其中上呼吸道感染占60%～70%，皮肤感染占10%～20%。发病机制为感染后，通过免疫复合物而引起急性肾小球炎症病变。

肾炎常见的临床表现有：

（1）血尿：40%～70%患者出现肉眼血尿，尿色如洗肉水样或如红茶及酱油样，持续1～2周转为显微镜血尿。镜下血尿多数在6个月内消失，也可持续1～3年才完全消失。

（2）蛋白尿：急性肾炎患者几乎均出现蛋白尿，表现为尿中泡沫增多，通常随病变轻重程度而增减，蛋白尿较其他症状消失慢，水肿消失后，蛋白尿仍可持续1～2个月，甚至更久才会逐渐消退。

（3）水肿：水肿常为起病首见症状，见于70%～90%的病例，轻重不等。轻者仅为眼睑水肿，严重时可延及全身，有些患者还会出现胸水、腹水等症状。水肿一般在2～3周内开始消退，尿量会逐渐增多。

（4）高血压：急性肾炎80%左右患者可有高血压，血压常为中等程度增高，若血压持续升高不退，是转变为慢性肾炎的先兆，表示肾脏病变较严重。

（5）全身症状：除上述临床表现外，患者常有全身不适、乏力、腰痛、尿频、纳呆等症状。部分患者可存在前驱感染，如咽痛、身热、皮肤溃疡等症状。

急性肾炎能治愈吗？愈后还会复发吗？

回答： 目前一般认为急性肾炎的预后良好。在经过充分休息和积极治疗之后，儿童85%～90%可以完全恢复，成人50%～75%可完全恢复。急性肾炎演变为慢性肾炎者不超过10%。这也往往是因为休息不当，治疗不及时或治疗不当，病程超过1年以上所致。近年发现尿异常完全消失，肾组织恢复正常者仍有少数可发展到慢性肾衰竭。所以在"临床痊愈之后，仍应定期进行尿常规检查，密切观察，加强随访。

那么急性肾炎怎样才能算是治愈呢？①每周化验一次尿常规，持续半年尿蛋白和红细胞全部阴性，每发现一次阳性，则重新开始计算；②血压持续正常；③无水肿；④肾小球滤过率（可测定内生肌酐清除率）恢复正常；⑤肾穿刺活体组织检查恢复正常（在我国多数缺此项指标）。

急性肾小球肾炎绝大多数是由β-溶血性链球菌感染而发病。溶血性链球菌被认为是致肾炎链球菌菌株，它的致病性与宿主的易感性有密切关系。链球菌具有较长期的型特异性免疫力，一次感染后，机体可产生较持久的型特异性的保护性免疫力，所以急性肾炎患者痊愈后很少会再次患急性肾炎。但近些年来链球菌感染后早期使用青霉素抗感染，抑制了型特异性抗体的生成，机体对致肾炎菌株免疫力下降，故链球菌再次感染后还是有再发生急性肾炎的可能。小部分急性肾炎成年患者因反应性差，或在急性期未经适当治疗，或因慢性感染病灶存在，以致变态反应继续影响肾脏，最终演变为慢性肾炎，此类患者经临床及病理证实者，仅占慢性肾炎发病率的10%～30%。

扁桃体炎症与肾炎有关系吗？

回答：扁桃体是咽部较大的淋巴组织，容易受细菌和病毒的感染而引起炎症，甚至累及全身其他器官。但是扁桃体又好像是咽喉的卫士，抵挡外来细菌的侵犯，起到屏障防御的作用。此外，扁桃体尚能产生淋巴细胞参与免疫反应。扁桃体反复感染易诱发、加重许多疾病，如急性肾炎、IgA肾病、风湿热、心脏病等。但扁桃体切除术对急性肾炎的病程发展目前尚无肯定的效果。一般认为发生急性肾炎前1～2周内无急性扁桃体炎症者，没有必要摘除扁桃体。

对于急性肾炎迁延3个月至半年或以上，或病情常有反复，而且每次反复以扁桃体感染为主要表现者，可以考虑做扁桃体切除术。儿童主张在4岁以后进行。手术时机以肾炎病情稳定，无临床症状及体征，尿蛋白（－），尿沉渣红细胞<10个／高倍视野，扁桃体无急性炎症为宜。手术前后应使用足量抗生素（如青霉素）2周，以防止因细菌活跃导致肾炎复发。

什么是慢性肾炎？慢性肾炎一定是由急性肾炎发展而来的吗？

回答：慢性肾小球肾炎（简称慢性肾炎）是一组病因不同、病理变化多样的慢性肾小球疾病。临床特点为病程长，病情逐渐发展，有蛋白尿、血尿及不同程度的高血压和肾功能损害，于患病2～3年或20～30年后，终将出现肾衰竭。

慢性肾炎病因不清，其发病机理和急性肾炎相似，是一个自身免疫反应过程。但为何导致慢性过程的机理尚不清楚，可能与机体存在某些免疫功能缺陷有关。免疫功能缺陷可使机体抵抗感染能力下降，招致微生物反复侵袭，机体又不能产生足够量的抗体，以清除致病物质（抗原），致使抗原能持续存留机体内，并形成免疫复合物，沉积于肾组织，产生慢性炎症过程。

慢性肾炎是慢性肾小球肾炎的简称，系由多种原发性肾小球疾病所致的一组长病程（一至数十年）的，以蛋白尿、水肿、高血压为临床表现的疾病。仅少数慢性肾炎是由急性肾炎发展而来（病情不愈直接迁延或临床痊愈若干时间后重出现），而绝大多数慢性肾炎是由病理类型决定其病情必定迁延发展，起病即属慢性肾炎，与急性肾炎无关，如IgA肾病、非IgA肾病系膜增生性肾炎、局灶性肾小球硬化、膜性增生性肾炎、膜性肾病等。一般认为起始因素仍为免疫介导性炎症。

慢性肾炎一定会发展到慢性肾衰吗？

回答：慢性肾衰竭是各种慢性肾脏疾病肾功能逐渐恶化的结果，各种肾实质疾患或尿路梗阻性疾患最终将会导致慢性肾衰竭，而慢性肾小球肾炎是导致慢性肾衰竭的最主要原因，据资料统计，约有64.1%的慢性肾衰竭由慢性肾炎发展而来。

慢性肾炎究竟要经过多长时间才会发展成慢性肾衰，对于这个问题目前尚无肯定的结论，具体的病程进展因病因、病理类型、病理状态、机体反应、医疗监护的不同而有很大的差异。从首次发现尿异常到发展至慢性肾衰竭，可历时10年甚至数十年。但并不是说所有的慢性肾炎必然会发展成为慢性肾衰竭。慢性肾炎患者经过积极的中西药治疗、合理的饮食调理、注意休息、防止感染后，肾脏的炎症可以得到缓解，症状亦会明显减轻，甚至尿改变亦可消失。因此，慢性肾炎患者决不可悲观失望，丧失信心，要保持乐观的精神状态，针对慢性肾炎病程长、易反复的特点，坚持与医生密切配合，打持久战，同时注意适当休息和合理饮食，从而达到战胜疾病的目的。切忌病情好转即停药，或认为尿中有点蛋白也无所谓，否则会贻误病情。

三、您了解肾病综合征吗?

什么是肾病综合征?

回答：肾病综合征是指因肾脏病理损害所致的一组具有一定内在联系的临床症候群。主要表现为大量持久的蛋白尿、低蛋白血症、水肿、高脂血症等，因原发病变不同，肾病综合征可合并有肾功能不全。

肾病综合征主要有以下几方面表现：①蛋白尿。24小时尿蛋白总量可在3.5克以上，甚至高达30克，病程愈长，营养不良表现越明显，常有贫血、乏力、毛发稀疏、枯黄、肤色苍白失去润泽、指甲可见白色横行的宽带（Muchreke线）等。儿童患者可影响其生长发育。②低蛋白血症。由于大量的蛋白从尿液中排出，肝脏来不及合成足够的白蛋白而出现低蛋白血症，可致血浆胶体渗透压降低，引发水肿。③水肿。水肿是病史中最突出的临床表现之一，但程度不一，重者可出现全身水肿，包括头面部、会阴（阴囊、阴唇）、腹壁、腰背部、双下肢，及出现胸水，腹水等。水肿的发生可急可缓，多自疏松组织，如眼睑部或下踝部附近开始，继而蔓延全身。水肿的形式主要与低蛋白血症所致的血浆胶体渗透压降低及水钠潴留有关。水肿常受摄入的钠量、患者的体位、组织的弹性、输入液量以及有无心、肝疾患的影响，其严重程度与蛋白尿及低蛋白血症的程度不完全成线性比例。④高脂血症血浆白蛋白降低时，血浆胆固醇一般明显增高，甘油三酯和磷脂亦增加。

小儿肾病综合征有什么特点？

回答：小儿肾病综合征的突出特点是高度水肿。孩子下肢、头面、躯干都可有水肿，特别是组织疏松的部位更明显，如眼睑。男孩的阴囊可肿得像灯泡，同时还可出现内脏浆膜腔积液，如胸腔积液及腹水。水肿严重者皮肤薄而透亮，皮肤稍有损伤便会渗液。水肿影响血液循环，使局部抵抗力降低，极易发生感染。肾病综合征的尿液中含有大量的蛋白质，尿常规检查发现尿蛋白可达（+++）至（++++），24小时尿蛋白排出量增高。血化验检查可发现血浆白蛋白减少，使正常的白、球蛋白的比例由 $1\sim1.5$ 变为0.5，发生比例倒置，血浆胆固醇增高。有些患儿可在大腿及上臂内侧、腹部及胸部出现和孕妇相似的皮肤白纹或紫纹，尿量明显减少。由于长期由尿中丢失大量蛋白质，可出现蛋白质营养不良表现，毛发干枯黄萎，毛囊角化，皮肤干燥，指（趾）甲出现白色横纹，发育迟缓，贫血并易感染。有的患儿可出现血尿及高血压。

肾病综合征病程较长，极易反复发作。最大的危险是继发感染，如皮肤丹毒、肠道感染、肺炎、原发性腹膜炎和败血症等，任何继发感染都可引起死亡。

孩子得了肾病综合征后怎么办？

回答：患肾病综合征的儿童，经过住院治疗一段时间后，病情稳定，尿蛋白转阴或血压正常，即可回家养病。家长在护理孩子的时候，要注意以下几点：

第一，孩子不宜劳累。孩子的自我约束能力差，从医院回到家会感到很新鲜，容易玩得过累，睡眠不足，家长要特别注意安排好孩子的作息时间，尽量使其得到充分的休息。

第二，不宜吃多盐食物。饮食要注意少盐，对血压还没有降到正常的孩子，这点十分重要。但饭菜无盐又会影响食欲，宜采取低盐饮食。在水肿和高血压消失后，才可改为普通饮食，但也要清淡，不可过咸。馒头和苏打饼干中也含有钠，最好不要给孩子吃。可以让孩子吃一些新鲜蔬菜和水果，以补充体内维生素。

第三，小孩衣服不宜久穿不换。感染常是诱使肾病复发的原因。经常洗澡换衣，保持皮肤清洁，可防止皮肤感染。

第四，患儿不宜去公共场所。要保持室内空气新鲜，尽量不带孩子去商店、影院等公共场所。注意根据气候变化增减衣服，预防感冒。

第五，不宜随便减量或停药。治疗肾病，大都需要服用激素类药物。服用激素的患儿，一定要在医生的指导下，随病情好转，逐渐减量直至停药。家长要督促孩子按时按量服药，切不可随意减量和停药，以免造成病情反复。

四、您知道狼疮性肾病吗？

什么是狼疮性肾炎？

回答：系统性红斑狼疮（SLE）是一种侵犯全身结缔组织的自身免疫性疾病，病变常累及多系统多脏器。狼疮性肾炎是系统性红斑狼疮最常见的内脏损害。SLE凡出现肾损害者，即为狼疮性肾炎（LN）。肾脏病变的严重程度直接影响SLE的预后。90%以上SLE见于女性，主要为青、中年女性。一般认为30岁以下者肾脏受累率高。临床肾脏受累者可见于2/3狼疮患者。大部分肾损害发生于皮疹、关节炎等全身受累之后，但约1/4患者以肾脏症状为首发表现。

狼疮性肾炎遗传和传染吗？

回答：红斑狼疮在我国的发病率为0.7/1000人，比西方国发达国家的发病率高几倍之多。但与其他常见病相比发病率仍然较少，所以临床上患者仍然比较少见。由于患者较少，大部分患者在发病以前对这种病几乎没有任何了解，听到本病时或见到红斑狼疮患者都很惧怕。很多患者家属在患者确诊后，最关心的问题就是本病会不会传染呢？答案是否定的。红斑狼疮至今病因不明，大多数患者的发病基础可能是免疫调节方面的遗传缺陷。触发该病的环境因素，包括食物、药物（肼苯哒嗪、普鲁卡因酰胺、α－甲基多巴、异烟肼、青霉素、D-青霉胺、氨基水杨酸等）、紫外光和微生物（细菌、病毒、寄生虫）。患者可以和正常人一样的工作和学习，一般工作接触和生活起居的接触是不会传染的。

　　由于系统性红斑狼疮患者大多数为育龄期妇女，因此红斑狼疮有没有遗传性这个问题自然就会被患者及其家属十分关注。大量的遗传流行病学调查证明，红斑狼疮具有一定的遗传倾向。人们发现红斑狼疮患者的近亲发病率为5%～12%，在异卵孪生者中发病率则为23%～69%，这说明遗传和本病的发生有关。从遗传基因角度看，在人类第6号染色体的短臂上有一种称为人类白细胞抗原（HLA）的物质，它由多种基因组成，与人类的遗传有密切的关系。HLA分为Ⅰ类，Ⅱ类，Ⅲ类基因。研究发现，HLA-Ⅱ类分子与红斑狼疮的易感性和红斑狼疮发病过程中多种自身抗体的形成有密切关系，通过检测，携带HLA-DR2，HLA-DR3基因者的红斑狼疮发病率远远高于正常对照人群，这也证明了该病的遗传倾向。但是在临床上我们也看到很多红斑狼疮患者所生的子女非常健康。实际上，红斑狼疮的发病原因，是包括了感染、内分泌和环境影响在内的多种综合因素作用的结果，特别应该指出的是临床发现精神因素是诱发和加重本病的一个十分重要的原因。据此，只能说红斑狼疮有遗传倾向，而不是一种遗传性疾病。因此，红斑狼疮患者大可不必过分担心此病会遗传给子女。

为什么"狼疮"偏爱年轻女性？

回答：系统性红斑狼疮是因为患者脸上通常都会出现红色的蝴蝶斑而得名，但事实上不仅仅有皮肤损害，还有肾、脑、心、肺、血液、关节、肌肉等全身性病变，可能因抗病力下降而出现脑部及肾部感染、肾衰竭、脑部病变，病情严重时会危及生命。红斑狼疮症是一种免疫系统紊乱所引致的疾病。到目前为止，医学上仍未能找到真正病因。红斑狼疮好发于20～40岁年轻女性；女性发生率约为男性的9.5倍。主要是女性荷尔蒙可直接影响到免疫细胞中的T淋巴细胞，使狼疮病情恶化。男性荷尔蒙会使抑制性毒性T淋巴细胞功能较好，而不致产生太多自身抗体；反之，女性会使抑制性毒性T淋巴细胞功能较差，辅助性功能较好，产生较多的自身免疫性抗体。红斑狼疮没有传染性，但与遗传有关。

五、糖尿病患者更要关注您的肾

什么是糖尿病肾病？

回答：糖尿病肾病指糖尿病性肾小球硬化症，一种以血管损害为主的肾小球病变。早期多无症状，血压可正常或偏高。测定尿微量白蛋白排出量＞200微克／分钟，此期称做隐匿性肾病或早期肾病。如能积极控制高血压及高血糖，病变可望好转。如控制不良，随病变的进展可发展为临床糖尿病肾病，此时可有如下临床表现：

（1）蛋白尿：开始尿中仅有微量白蛋白出现，为选择性蛋白尿，没有球蛋白增加，这种状态可持续多年。随着疾病进展，可出现非选择性临床蛋白尿，随病变的进一步发展，尿蛋白逐渐变为持续性重度蛋白尿，如果尿蛋白超过3克／日，是预后不良的征象。糖尿病性肾病患者蛋白尿的严重程度多呈进行性发展，直至出现肾病综合征。

（2）水肿：早期糖尿病肾病患者一般没有水肿，少数患者在血浆蛋白降低前，可有轻度水肿，当24小时尿蛋白超过3克时，水肿就会出现。明显的全身水肿，仅见于糖尿病性肾病迅速发展者。

（3）高血压：高血压在糖尿病性肾病患者中常见。严重的肾病多合并高血压，而高血压能加速糖尿病肾病的进展和恶化。故有效的控制高血压是十分重要的。

（4）肾功能不全：糖尿病性肾病一旦开始，其过程是进行性的，氮质血症、尿毒症是其最终结局。

（5）贫血：有明显氮质血症的糖尿病患者，可有轻度至中度的贫血，使用铁剂治疗无效。贫血由红细胞生成障碍所致，可能与长期限制蛋白饮食和氮质血症有关。

（6）其他症状：视网膜病变并非肾病表现，但却常常与糖尿病肾病同时存在。甚至有人认为，无糖尿病视网膜病变，不可能存在糖尿病性肾病。

糖尿病肾病如何分期？

回答：有专家根据糖尿病患者肾功能和结构病变的演进及临床表现，将糖尿病肾损害分成5期，该分期法已被临床医师普遍接受。

Ⅰ期：肾小球高滤过期。以肾小球滤过率（GFR）增高和肾体积增大为特征，新诊断的胰岛素依赖型糖尿病患者就已有这种改变，与此同时肾血流量和肾小球毛细血管灌注及内压均增高。这种糖尿病肾脏受累的初期改变与高血糖水平一致，是可逆的，经过胰岛素治疗可以恢复，但不一定能完全恢复正常。

Ⅱ期：正常白蛋白尿期。这期尿白蛋白排出率（UAE）正常（＜20微克/分钟或＜30毫克/24小时），运动后UAE增高，休息后可恢复。这一期肾小球已出现结构改变，肾小球毛细血管基底膜（GBM）增厚和系膜基质增加，GFR多高于正常，并与血糖水平一致，GFR≥150毫升/分钟，患者的糖化血红蛋白常≥9.5%。糖尿病肾损害Ⅰ、Ⅱ期患者的血压多正常，GFR有增高，UAE正常，故此两期不能称为糖尿病肾病。

Ⅲ期：早期糖尿病肾病期。主要表现为UAE持续高于20～200微克/分钟（相当于30～300毫克/24小时），初期UAE 20～70微克/分钟时GFR开始下降到接近正常（130ml/分钟）。这一期患者血压轻度升高，降低血压可部分减少尿微量白蛋白的排出。患者的GBM增厚和系膜基质增加更明显，已有肾小球结带型和弥漫型病变以及小动脉玻璃样变，并已开始出现肾小球荒废。此期的发病率约为16%，多发生在病程＞5年的糖尿病患者，并随病程而上升。

Ⅳ期：为临床糖尿病肾病期或显性糖尿病肾病期。这一期的特点是大量白蛋白尿，UAE＞200皮克/分钟，或持续尿蛋白每日＞0.5克，严重者每日尿蛋白量＞2.0克。血压增高。患者的GBM明显增厚，系膜基质增宽，荒废的肾小球增加，残余肾小球代偿性肥大。Ⅳ期尿蛋白的特点不像其他肾脏疾病的尿蛋白，不因GFR下降而减少。随着大量尿蛋白丢失可出现低蛋白血症和水肿，30%的患者有典型的糖尿病肾病"三联征"——大量尿蛋白（＞3.0克/24小时）、水肿和高血压。这一期病人GFR下降，平均每月约下降1毫升/分钟，但大多数患者血肌酐水平尚不高。

Ⅴ期：肾衰竭期。由于肾小球基底膜广泛增厚，肾小球毛细血管腔进行性狭窄和更多的肾小球荒废，肾脏滤过功能进行性下降，导致肾衰竭，最后患者的GFR多小于10毫升/分钟，血肌酐和尿素氮增高，并伴有严重的高血压、低蛋白血症和水肿。

糖尿病为什么会影响到肾呢？

回答：糖尿病引起肾脏损害的机理还不清楚。一般认为，长期过高的血糖进入细胞后促使有关酶的活性增高，从而促成了酶和蛋白质形成复合物，沉积在肾小球而使肾小球遭到严重的破坏；另一方面，由于血糖过高，造成肾小球的生化组成异常，引起血管的通透性增加，使血浆蛋白漏出，参与肾小球硬化的形成。幼年糖尿病患者的血浆中生长激素的水平较高，与过高的血糖共同参与糖与蛋白质复合物的形成，因而加重了糖尿病性肾病的损害。肾小管的变性及入球、出球小动脉的硬化等改变，也与血糖增高有直接的关系。此外，糖尿病患者容易继发各种感染，反复发生的泌尿系严重的感染可以造成肾皮质坏死。另外，糖尿病对肾脏的损害不仅是由于高血糖所致，而是一个与遗传缺陷和糖、蛋白质、脂肪代谢异常以及内分泌失调等因素密切相关的复杂过程。糖尿病早期，对肾脏的损害隐匿进行，随着病程的加长，肾小球硬化状态越明显，受累的肾小球越来越多，越到后来发展越快，最终导致蛋白尿等症状，并最终进展为肾衰竭。

治疗糖尿病性肾病有何措施？

回答：糖尿病性肾病尚无特效治疗方法，根据病情可采取下列综合措施。

（1）严格控制糖尿病：包括合理的饮食调节和食物选择，在有经验的医师指导下，根据糖尿病的类型和病情来选择各种类型的胰岛素和口服降糖药，尽可能使空腹血糖降至接近正常，尿糖阴性。在糖尿病性肾病的早期，仅有运动后蛋白尿的阶段，严格控制糖尿病常可使蛋白尿消失。如出现肾衰竭的患者应选用胰岛素治疗。

（2）及早防治高血压：由于高血压可以加速肾功能的恶化，因此有效地控制血压，减慢肾小球滤过率下降的速度，减少蛋白尿的排出，可以延缓肾衰竭的发生。要求把高血压降至140/90毫米汞柱以下。血管紧张素转换酶抑制剂或血管紧张素受体抑制剂，有降低肾小球灌注压，减慢肾小球硬化，保护肾功能的功效，故目前为糖尿病肾病的首选药物。

（3）透析疗法：对中后期尿毒症的患者应进行透析治疗。因为糖尿病患者存在血管病变，故在透析过程中人工动静脉瘘管容易失败，出现心肌梗死和充血性心力衰竭、感染、高渗性昏迷等并发症增多。血透后3年生存率是50%，死亡率是非糖尿病患者的两倍。目前主张采用连续性不卧床腹膜透析，应注意预防严重的感染。

（4）肾移植：尽管糖尿病肾病患者在进行肾移植时，泌尿系及心血管系统的合并症均较非糖尿病患者高，但仍不失为一种有效的治疗措施。

六、肝炎也会伤到肾吗?

什么是乙肝病毒相关性肾炎?

回答：乙肝病毒相关性肾炎（HBV相关性肾炎），多见于儿童和青年。患者在发病前或发病时，有乙肝病毒（HBV）感染及乙型肝炎史。转氨酶升高或不高，有血尿、水肿、蛋白尿、高血压等急、慢性肾炎或肾病综合征表现。症状不典型，常伴肝大，且病情多变。有的起病时以肾炎表现为主，过些时候又以肾病表现为主，无一定规律可循。血清补体正常或降低，循环免疫复合物阳性，在肾小球内可查到HBsAg和抗体复合物。

怎样知道是否患了乙肝病毒性相关性肾炎呢？以下检查可帮助确诊。化验尿发现有大量红细胞、蛋白和管型；24小时尿液中蛋白达3.5克以上；空腹血化验血清乙肝病毒表面抗原或抗体呈现阳性，或用敏感的多聚酶链式反应检查乙肝病毒感染为阳性反应；进行肾组织活检，发现为膜性或膜增殖性肾炎；或从中找到HBsAg、HBeAg、HBcAg以及其相对应的抗体。

乙肝相关性肾炎的病因是什么?

回答：HBV相关性肾炎的发病机理目前还不十分清楚，可能的机制有：①循环免疫复合物沉积：在HBV带毒状态及慢性肝炎时，持续

HBV抗原血症，可形成HBV抗原-抗体循环免疫复合物沉积于肾小球毛细血管祥，进而激活补体，造成免疫损伤。②上皮下原位免疫复合物形成：在HBV的三种抗原成分（HBsAg、HBcAg和HBeAg，均带负电荷）中，HBeAg的分子量较小，所以HBeAg可能穿过基底膜与植入在上皮下的带正电荷的抗HBeAg抗体结合，形成上皮下免疫复合物。在慢性HBV携带状态下，循环中持续存在的抗原或抗体有利于原位免疫复合物的形成。③自体免疫损伤：在慢性HBV感染患者体内常可检出多种自身抗体，包括抗DNA抗体，抗细胞骨架成分抗体，抗平滑肌抗体和抗肝细胞膜抗体，同时，发现HBV相关性肾炎患者常有血清C3下降，循环免疫复合物增多等免疫学异常表现，在某些方面与狼疮性肾炎十分相似，而狼疮患者肾组织中查出了很高的HBV抗原阳性率，提示HBV也有可能通过自身免疫造成肾炎。④病毒直接感染肾脏组织：除肝细胞外，HBV还可感染多种细胞，如胰腺腺泡细胞，单核细胞等，应用现代分子生物学技术，已发现肾脏组织中确有HBV-DNA存在，但HBV是否在肾脏中复制，以及其在HBV相关性肾炎中的作用目前还没有定论。

乙肝相关性肾炎有什么临床表现？

回答：HBV相关性肾炎临床表现可多种，主要表现为肾病综合征。起病缓慢，多有水肿和疲乏无力，严重者可出现腹水。儿童患者多有血尿，早期病例，特别是儿童，血压和肾功能大多数在正常范围。晚期少数病例可发展至终末期肾衰竭。大多数患者肝功能正常，部分患者可合并慢性迁延性肝炎、慢性活动性肝炎、肝硬化及暴发性肝炎而出现相应的临床表现。实验室检查除一般肾病综合征表现外，部分患者可有肝功能异常及转氨酶升高等，并可出现低补体血症和冷球蛋白血症，有学者认为血清C3

水平下降是诊断HBV相关性肾炎的一项重要指标，而IgG、IgA增高者，提示病变处于活动状态。

乙肝相关性肾炎的病理表现及治疗是什么？

回答：HBV相关性肾炎的病理类型多种多样，最常见的类型为膜性肾病，在儿童患者此种病理类型尤为多见，其次为膜增生性肾小球肾炎、系膜增生性肾小球肾炎、局灶节段性系膜增生或局灶节段硬化性肾小球肾炎、IgA肾病。HBV相关性膜性肾病常为非典型膜性肾病，光镜下除了弥漫性肾小球基膜增厚及钉突形成外，增厚的基膜常呈链环状，伴较明显的系膜增生；免疫荧光检查除见IgG及C3呈颗粒样沉积外，也常有IgM、IgA及C1q沉积，沉积部位除毛细血管壁外，也常见系膜区；电镜检查可见大块电子致密物在上皮下、基膜内、内皮下及系膜区沉积。肾组织中HBV抗原阳性荧光物质的分布与肾炎类型有关，膜性肾炎主要分布在小球毛细血管袢，均呈典型的颗粒状荧光；膜增生性肾炎则毛细血管袢及系膜区兼有；系膜增生性肾炎主要位于系膜区，呈团块状。

对于乙肝相关性肾炎目前尚无特殊疗法，治疗同一般肾炎。应用糖皮质激素和（或）免疫抑制剂治疗，弊大于利，应慎用。抗病毒药物可能为一种新的治疗手段。使用干扰素，蛋白尿可得到改善。

什么是丙型肝炎相关性肾病？

回答：丙型肝炎相关性肾病（HCV相关性肾病）主要是HCV-C22抗原在上皮下沉积（因为其带阳电荷），然后再结合抗HCV-IgG，形成原位免疫复合物而致病。临床表现常为肾病综合征，少数为非肾病性蛋白尿，轻到中度肾功能不全，1/2患者伴有混合冷球蛋白血症的症状，如关节疼、紫癜、末梢性神经病等，常缺乏肝脏病的临床表现。HCV所致膜性肾病的临床表现类似特发性膜性肾病，但肝酶常轻度升高。实验室检查可发现血抗HCV-IgG阳性、血HCV-RNA阳性。肝功能可异常，肝活检常示慢性活动性肝炎。可有低补体血症、类风湿因子阳性、冷球蛋白血症。

七、高血压患者不可不知的肾损害

高血压会引起肾脏损伤吗？

回答：高血压与肾病的密切程度绝对不亚于孪生兄弟。临床上90％的肾衰患者合并有高血压，同时，高血压病会引起肾损害。

高血压肾脏损害发生率很高，西方国家在终末肾衰竭患者中占第二位；我国的统计，高血压引起的肾脏损害在透析患者中占第三位。高血压引起的肾损害包括良性小动脉性肾硬化及恶性小动脉性肾硬化，前者由良性高血压引起，而后者由恶性高血压引起。高血压患者若不控制血压，病情持续进展，5～10年（甚至更短时间）可以出现轻、中度肾小球动脉硬化。最初是尿浓缩功能减退，表现夜尿多，尿常规检查有少量蛋白尿，若肾小动脉硬化进一步发展，出现大量蛋白尿，体内代谢废物排泄受阻，尿素氮、肌酐大大上升。此时肾脏病变加重，促进高血压的进展，形成恶性循环，使血压上升，舒张压高达130毫米汞柱以上。肾单位、肾实质坏死，最终发生尿毒症或肾衰竭。

什么是良性小动脉肾硬化？

回答：肾脏是高血压作用的靶器官之一。长期或严重的高血压可引起肾脏小血管发生病理性改变，并累及肾单位，最终导致肾脏发生硬化性改变，称为肾小动脉硬化。这是高血压直接作用的结果，是原发性高血压最常见的并发症之一。根据血压升高的严重程度和速度，高血压对肾小动脉造成的不同病理改变和病程发展，可将肾小动脉硬化分为良性肾小动脉硬化和恶性肾小动脉硬化两类。

一般原发性高血压病持续稳定地发展，5~10年后可出现轻至中度肾小动脉硬化，继而累及肾单位，通常称为良性肾小动脉硬化。它是以肾小球入球小动脉和小叶间动脉管壁硬化为主要病理表现，继发相应肾实质（包括肾小球和肾小管）的缺血萎缩，最后纤维化、硬化，出现肾功能不全。但上述过程十分缓慢，故年龄越大者发病率越高，年过65岁的高血压病患者，几乎均有肾小动脉硬化的改变。肾小动脉硬化对肾单位的损伤是局灶性的，在后期部分患者可以出现肾功能不全，一方面是由于肾脏与高血压形成恶性循环，导致原来正常的小动脉损害；另一方面肾单位的代偿性血液动力学改变（高灌注、高压力、高滤过）也促进了残余肾单位的进行性损伤。

高血压肾小动脉硬化的临床表现有哪些？

回答：良性小动脉性肾硬化早期无明显临床症状，常仅为中度高血压及相应症状。在长期高血压病的基础上，中晚期可出现夜尿增多，逐渐出现下肢水肿，以及心脏、眼底病变的有关症状。

肾脏表现有：①夜尿增多，为最早出现的症状。是由于肾小管缺血性病变、浓缩功能减退所致。②蛋白尿，为轻至中度（＋~＋＋），24小时定量小于1.5~2g，蛋白尿量与血压增高成正比，降压治疗后蛋白尿会减少。③尿沉渣有形成分（红细胞、白细胞、管形）很少，尿NAG酶及β_2微球蛋白增多。④肾功能，早期肾血流量减少，但肾小球滤过率正常，肾小管排泄功能减退，血肌酐、尿素氮水平正常；晚期肾小球滤过率下降，尿浓缩功能下降，肾功能下降，表现为夜尿多和多尿。

肾外表现可比肾脏症状出现得早而重，并成为影响其预后的主要因素。①心脏：左心室肥厚、冠心病、心力衰竭。②脑：脑出血或脑梗死，是我国原发性高血压的主要死因。③眼：视网膜动脉硬化、动脉硬化性视网膜病变，一般与肾小动脉硬化程度平行。

八、您知道常见尿路感染吗?

什么是急性肾盂肾炎?

回答：急性肾盂肾炎是指肾盂黏膜及肾实质的急性感染性疾病，主要是大肠杆菌的感染，另外还可由变形杆菌、葡萄球菌、粪链球菌及绿脓杆菌等引起。

急性肾盂肾炎的症状包括以下：

（1）全身表现：起病大多数急骤，常有寒战或畏寒、高热，体温可达39℃以上，全身不适、头痛、乏力、食欲减退，有时恶心或呕吐等。

（2）尿路系统症状：最突出的是膀胱刺激症状，即尿频、尿急、尿痛等，每次排尿量少，甚至有尿淋漓，大部分患者有腰痛或向会阴部下传的腹痛。

（3）轻症患者可无全身表现，仅有尿频、尿急、尿痛等膀胱刺激症状。

急性肾盂肾炎与急性肾炎是一回事吗?

回答：虽然两字之差，但这两种疾病性质却完全不同。急性肾炎是发生在肾小球的一种弥漫性、非化脓性炎症，是感染了链球菌以后，身体对链球菌毒素产生的变态反应引起来的。患病以后以尿少、血尿、蛋白尿、水肿和高血压为主要表现，有时可能没有自觉症状。病情较重，对身体危害大，治疗不及时或治疗效果差时容易转成慢性肾盂肾炎和肾衰竭。

急性肾盂肾炎是细菌在肾盂处感染引起的化脓性炎症。起病急，发热可达38～39℃。患病后主要表现为尿频、尿痛、尿急，严重时可有腰痛、血尿症状。化验尿中可有大量的脓细胞。一般只要用抗菌药及时彻底治疗，就可以痊愈，不会发展至慢性肾功能不全。

为什么女性易患尿路感染?

回答：尿路感染是细菌进入泌尿系统生长繁殖，导致炎症发生的一种疾病。各种调查资料均显示，在成人中，女性罹患尿路感染者明显多于男性。为什么会这样呢？应如何针对各种致病原因进行预防呢？这是许多人，特别是女同胞十分关心的事。这里我们逐点剖析，希望对读者有所帮助。

（1）女性泌尿生殖系统结构的特殊性。女性的尿道较男性短且松弛，细菌较易进入。因此，女性应增强自我保护意识。

（2）男性的尿道口远离会阴部，而且还有一段"空间距离"，因而不易患尿路感染。而女性的尿道口与阴道、肛门距离很近，无论是阴道还是肛门周围，都有大量细菌，阴道的分泌物也是一种较好的培养基，使细菌更容易繁殖。因此，女性预防尿路感染的方法之一便是勤加清洗，尽量减少细菌的数量，以降低发病机会。

（3）月经和性活动。月经血是细菌最好的培养基，经期卫生，特别是月经用品的清洁和消毒，是减少细菌入侵的重要环节。性交活动可以把前尿道的细菌通过机械性的推挤动作推进后尿道和膀胱。临床上有一些病例，多是房事后发病，也说明了这点。性活动是夫妻生活的重要部分，当然不可能"因噎废食"，但在反复发病且病因与性活动相关情况下，适当节欲也是应该的。更重要的还是采取下列措施：房事前饮一杯开水，目的是增加尿量；房事结束后如厕小解，把因性动作而推进去的细菌，在它侵入黏膜组织之前冲洗、排放出体外，若这两种方法仍未能杜绝尿路感染发生，可于房事后服抗菌药物一次（具体药物和剂量由医生指导），预防效果理想，且副作用也极小。

（4）妊娠。怀孕时，增大的子宫会压近膀胱和输尿管，内分泌的变化也使输尿管舒张和蠕动减慢，使尿流缓慢或者形成一种轻度的积液。此种情况也利于细菌侵入和繁殖而致病。以前有人用抗菌药物进行预防，但此法不可取。因为滥用抗菌药物对母体和胎儿可能产生某些负面影响，何况漫长的十月怀胎，可谓防不胜防。笔者认为安全之法还是严密观察，定期检查尿液，一旦发现及时治疗。

（5）憋尿。这是女性常见的不良习惯，其会造成两种不良后果。其一，尿液在膀胱内停留时间长，万一有少量细菌侵入，便使其有更多时间繁殖，也有更多时间侵入组织；其二，膀胱满盈，压力增高，尿液会逆流向上至输尿管，若已有细菌侵入，便会将细菌送到更上游的位置，引发肾盂肾炎。解决之法当然是不憋尿，甚至应养成"勤"小解的好习惯。

孕期为何要预防尿路感染？

回答：尿路感染，特别是肾盂肾炎是妇女妊娠常见的泌尿系疾病。这是因为：

（1）娠期间输尿管受雌激素和孕激素的影响而扩张，致使组织松弛管腔扩大，蠕动缓慢，尿的排除滞留，常使尿滞留于输尿管和肾盂内，从而为细菌在输尿管的和肾盂内的生长繁殖创造条件。

（2）女性尿道口直接邻近易为细菌聚集的阴道口和肛门，且其尿道又较短，只有3~4厘米，如不讲卫生，细菌较易侵入尿道并上行肾盂，引起肾盂肾炎。

（3）妊娠子宫挤压肠管可引起便秘，从而易使大肠中的细菌从肠管经经淋巴侵入输尿管、膀胱、尿道及肾盂。

（4）妊娠期间机体抵抗力降低，易患牙龈炎、咽炎、扁桃体炎、中耳炎、鼻炎等，感染病灶的细菌，可经血液循环扩散到泌尿系统，从而引起肾盂肾炎。

孕期怎么预防尿路感染？

回答： 为了保障孕妇和胎儿的健康，孕妇要讲究卫生、保持外生殖器的卫生，勤洗衬裤、勤洗澡，擦大便时要由前向后，以免污染尿道。性交后女方最好能解一次小便，以便将可能进入尿道的细菌冲出来。孕妇要加强适度的体育锻炼，增强机体抗病能力，以预防此病发生，孕妇还应多喝白开水，多吃新鲜蔬菜、水果，以增加尿量，冲洗尿道，避免细菌的生长繁殖。如果患了肾盂肾炎，要及时治疗，并要禁用对肾脏有损害的药物，如庆大霉素、卡那霉素、含碘造影剂等。

儿童为什么也会患尿路感染？

回答： 尿路感染简称尿感。尿路是指尿排出的通道，上有肾脏（包括肾盂、肾盏、肾实质），下有膀胱、尿道，中间由输尿管相连。

由于小儿尿路感染很少局限于上述某一部位，有时难以分辨，所以常统称为尿路感染。小儿以急性尿感为多见，其表现不像成人尿感有典型的尿频、尿急、尿痛，其症状变化多端。新生儿患病时，轻重不一。轻者可以毫无症状，仅在尿培养时有细菌生长；重者发热或体温不升，面色灰白，易激惹或嗜睡，有的还可以表现为黄疸、惊厥或消化道症状。婴幼儿患病时，全身症状明显，如发热、面色苍白、呕吐、腹泻、腹痛、腹胀，亦可出现神经系统症状，如烦躁、嗜睡、惊厥、昏迷；泌尿道症状较轻时，仅表现为排尿时吵闹。

年长儿患病时与成人差不多，患肾盂肾炎时，有发热、寒战，两侧肾区（腰部）有叩击痛；膀胱炎时，有尿频、尿痛、血尿；尿道炎时，有烧灼感，尿道口红肿。慢性尿路感染大多由急性尿感迁延不愈而来。也可由于泌尿道畸形引起，此点与成人不同，病程在6个月以上，或多次复发，肾实质损害显著，肾功能持久不恢复而转为慢性。患儿可表现为精神萎靡、乏力、消瘦、发育迟缓、进行性贫血等。小儿尿路感染的诊断一旦确立，除给予积极的治疗外，跟踪随访也十分重要。作为临床医生，应明确患儿究竟是初发、复发还是再感染，同时应根据病史、体征，借助于实验手段，例如，β_2微球蛋白的检测、抗体包裹细菌的定位诊断、同位素显像等，除外上尿路感染。对于反复尿路感染的患儿，应积极地寻找病因。对于急慢性肾盂肾炎的患儿，应特别注意肾功能方面的检测，并长期随访。

小儿时期尿路感染的绝大多数不仅是可以治愈的，而且完全是可以预防的。作为家长，平时应十分注意小孩外阴部清洁，鼓励患儿多饮水，勤排尿，有包皮过长或包茎的应进行矫治。一旦有尿路感染症状应及时就诊，并且正规服药和及时随访治疗，千万不可半途而废。对部分复杂性尿路感染病因明确的，应积极根治。只有这样，小儿尿路感染才能得到有效的控制。

九、尿毒症

什么是尿毒症？

回答：尿毒症不是一种独立的疾病，而是各种晚期肾脏病共有的临床综合，是进行性慢性肾衰竭的终末阶段。此阶段由于肾脏丧失了其大部分功能，致毒性代谢产物在体内大量潴留而呈现消化道、心、肺、神经、肌肉、皮肤、血液各系统受累的全身中毒症状，尿毒症的名称就是从临床表现角度来命名的。在尿毒症阶段，患者残余的肾小球滤过率小于10ml/min，患者如不及时进行透析治疗，极易危及生命而在短期内死亡。临床上，尿毒症的诊断不仅依据血清肌酐、肾小球滤过率的数值来衡量，更重要的是依据患者所表现出来的机体自身中毒的症状来判断，不能随便下尿毒症的诊断，以免加重患者的思想负担。由于各人所表现的症状不可能完全一致，有的出现某一个系统的症状，有的则出现多个系统症状。

前列腺增生患者易患尿毒症吗？

回答：在前列腺增生症早期，尿道发生轻度梗阻，由于膀胱有代偿功能，患者仍能按时排空小便，但排尿时间已比正常人延长。发展到中期，尿道梗阻加重，尿道阻力增加，并超过膀胱的排尿能力，患者便出现尿频、尿急等症状，膀胱内的尿液不能完全排空，因而出现残余尿。这时如果过度疲劳、受寒或饮酒等，就会致使尿道黏膜水肿，加重梗阻，常可发生急性尿潴留。若能及时导尿、用药，一般仍能恢复排尿。到了晚期，尿道梗阻严重，膀胱代偿功能不全，膀胱内残余尿不断增加，超过200毫升时，在患者的小腹部可摸到包块，排尿不成线，呈点滴状。由于膀胱内压增高，向上传递到肾脏，使两侧肾脏内压增高，引起双肾积水，损伤肾功能，从而导致慢性肾衰竭，甚至尿毒症。

女性尿痛反复发作会影响到肾脏吗？

回答：全球约有30%的妇女有过尿痛的经历，女性尿痛患者比男性多，首先是因为女性的解剖学特点，使细菌很容易侵入尿道，引发下尿路感染，导致尿频、尿急、尿痛，有些人可能还会出现血尿现象。此时患者不必紧张，只要在医生的指导下积极治疗，大多数都会很快康复。但若治疗不及时，感染向上蔓延，引起腰痛、肾区叩痛且有发热等全身中毒反应现象，则是上尿路感染，此时若不及时治疗会引发肾脏进一步损伤甚至尿毒症。另外一种则是非感染因素引起的尿痛，比如膀胱病变、间质性膀胱炎、因服用避孕药引起的腰痛血尿综合征、尿道周围组织病变等。医生强调，若首发症状是尿痛，则应首先考虑是尿路感染。

因此，防治尿痛应从防治各种生殖道疾病开始。预防尿路感染，避免尿痛发生应注意以下几方面，首先每天要补充足够的水分，保持不少于1500毫升的尿量，使尿液有效冲洗尿道，及时把细菌等有害物质排出体外。其次要保证充足的睡眠，确保机体具有较强的抵抗能力，勤洗澡，勤换内裤。万一出现症状，应在专业医师的指导下合理用药，不要自己自行用药和因自觉症状消失而立刻停药，应由医生根据尿液化验结果判断是否停药，以免感染复发。

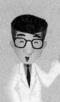

第二篇

临床诊断篇

怎样及早发现肾病?

回答：肾病是一种缠人的顽症，一般的方法治疗起来是很困难的。因此，必须早发现早治疗，免得最后病入膏肓，悔之晚矣。尿液的分析化验是发现肾病最重要的措施。它是肾脏或尿路疾病的第一个指标，当出现下列情况时，有必要做尿液分析：①尿液中出现泡沫时；②偶然发现血压高时；③肉眼可以发现血尿、尿色转深时；④发现水肿时，如眼睑、颜面或下肢水肿；⑤出现头晕、头痛、失眠、健忘、腰疼、体倦乏力、口干、手足心热、怕冷和足跟胫痛等；⑥发现尿频、尿急、尿痛和腰疼；⑦身上发现出血点或出现过敏性紫癜时；⑧糖尿病患者患病5年以上，尿沫多，视力不好；⑨有肾炎病史。

肾脏患者常需做哪些检查?

回答：很多肾脏疾病起病隐匿，最初可以没有任何不舒服的症状，许多患者都是在体检时发现患有肾病的。因此，肾脏疾病单靠临床症状及病史很难明确诊断，常需借助实验室检查来帮助诊断。通常需要做的检查有：

（1）尿常规检查：尿常规检查简单、方便，且最能直接反映泌尿系统情况，故作为首选。通过尿常规检查，基本可以反映以下异常：①蛋白尿。②血尿。③肾及尿路疾病，如各型肾炎、肾盂肾炎、结核、泌尿道结石、肿瘤及血管病。④管型尿。

（2）24小时尿蛋白定量：尿蛋白定量检查方法。尿常规中尿蛋白的定性试验结果受试验方法、敏感性和尿量多少的影响，故对持续性蛋白尿均应做24小时尿蛋白定量。当尿蛋白>3克/24小时，应怀疑肾病综合征。

（3）位相差镜检尿红细胞形态：如果尿常规检查提示血尿，那么我们需要进一步搞清血尿的来源。在相差显微镜下，当所有红细胞形态均正常时，称为均一型，表明血尿为非肾小球性，可能为输尿管、膀胱出血。当异形红细胞比率>70%时，表明血尿为肾小球源性，应进一步明确病因。

（4）尿微量蛋白测定：包括尿IgG、转铁蛋白（TRF），β_2-微球蛋白（β_2-MG）及视黄醇（RBP）的检测。在正常情况下，以上蛋白是不能从肾小球滤过的。尿中TRF、IgG、β_2-MG的依次增多，说明该蛋白尿是肾小球病变引起的。

（5）尿培养细菌检查：对于尿路感染患者，通过细菌培养及药敏，以明确诊断及用药指导。

（6）肾功能测定：如果怀疑可能肾功能出现异常，单凭尿液检查是不够的。需要做以下检查来帮助明确。①血尿素氮和肌酐测定。当肾小球滤过率在损失70%以下时，血肌酐可在正常范围内，而在损伤70%～75%以上，血肌酐就会迅速升高，升高与受损程度成正比。②内生肌酐清除率测定（CCR）。可反映肾功能有没有受到损伤，如肾功能轻度下降、中度下降、重度下降、晚期肾衰、终末期肾衰。③酚红排泄实验。一般以15分钟排泄25%～30%以上，2小时为50%～80%为正常，随病情严重程度而下降。④浓缩稀释实验。目前常用一昼夜每3小时比重测定法，一般尿比重达1.020以上，表示肾功能基本正常。

（7）其他辅助检查：①B超检查及X线检查，均为非损伤性检查，临床常用，是一种肾形态学检查，对肾的大小结构及是否有萎缩、结石、肿瘤、积水、下垂等一目了然。一般肾萎缩越明显，肾功能越差。另外，通过彩色多普勒超声或肾血管造影可了解肾脏血管的情况。②肾盂造影及膀胱镜检查，可以了解尿路通畅情况以及膀胱内的情况。③放射性核素肾图、肾脏扫描，对分侧肾排泄功能测定和肾肿瘤、梗死、尿路梗阻有价值。④肾活检，是创伤性检查，但在肾病诊断中，它有着不可替代的作用。

尿液检查时应注意什么？

回答：尿液异常是肾脏病变的主要表现之一，能否采取正确的方法留取尿液标本，直接影响到检验结果的准确性。正确留取尿液标本是正确化验、正确诊断的第一步。那么，如何根据各项尿液检查的需要，正确收集尿液标本呢？

（1）进行尿常规检查时，用清洁容器随时留取新鲜尿液100～200毫升即可。然而清晨第一次尿是理想的标本，因为晨尿比白天的尿较为浓缩，尿中有形成分较多，能更充分地反映尿液的改变。同时，由于避免了饮食的干扰，保证了化学成分测定的准确性。

（2）除特殊检查要求（如尿三杯试验）外，一般标本应留取中段尿。因为首先排出的一段尿中混有存留在尿道及尿道口的细菌、白细胞、脱落上皮细胞以及阴道分泌物等，容易影响检验结果的准确性。

（3）作尿细菌培养时，应冲洗外阴，消毒尿道口，用无菌试管留取中段尿送检。

（4）留取的尿液标本应在1小时内检验，否则因比重及酸碱度的影响，尿中的细胞成分会溶解破坏或皱缩变形。

（5）在作定量测定时必须留取一段时间的尿（如24小时尿蛋白定量等）。此时应在早上7时将尿排尽弃去，此后每次尿都收集在一个洁净的大容器里，至次晨7时，最后一次将尿排尽在容器中，记下总尿量，然后从充分混合的尿中取出100～200毫升送检。天热时在容器中应预先加入甲苯、甲醛或盐酸等防腐剂。

（6）成年女性留取尿液标本应避开月经期，以免经血混入尿液造成血尿假象。此外，白带及男性前列腺液也应避免混入，以免因尿液中出现大量白细胞误诊为尿路炎症。

（7）其他。如严重感冒、发热可能会影响尿检结果。因此，如果在此期间出现尿检异常，建议康复后复查，避免误诊。某些含色素食品、药品也会影响尿检，所以，行尿液检查前尽量避免服用此类物品。

尿液常规检查的重要性有哪些?

回答：尿常规检查是医院中最常用的检验项目之一，是反映身体健康状况的基本指标之一。尿常规检查在各级医院实验室中都可以开展，并且是最简单易行、无痛苦、迅速的检查手段。许多隐匿性肾病都是在尿常规检查时"原形毕露"的。

通常肾脏病变早期尿液检查就会出现异常表现。目前预防医学愈来愈受重视，据统计，通过每年的健康普查，无症状血尿检出率为2.5%～13%。尿常规检查已成为肾病检查中最重要的初筛手段。

肾脏是人体非常重要的器官，当你发现自己出现尿少、尿频、夜尿增多或眼肿、脚肿时会自觉找肾科医生检查。但大部分肾脏病是没有症状的，当出现明显不适到医院就诊时，往往已发展到肾功能不全，甚至到尿毒症期，错过了治疗的时机。因此，建议大家做定期体检时不要漏掉尿常规检查。关心和爱护你的肾脏，拥有健康的身体，享受美好的人生。

尿常规检查包括哪些内容?

回答：尿常规检查简便易行，是临床上最常用的检查方法之一。它可直接、迅速地反映泌尿系统的情况，因此，患者高血压、糖尿病和常出现尿路感染症状的患者定期做尿常规检查，对及时发现泌尿系统疾病具有重要意义。临床上，经常有不少患者因忽视尿常规检查，而不能及时发现疾病，未能及时治疗，耽误病情，而致就诊时肾脏病已进入晚期，实在令人痛惜。

尿常规检查包括尿的颜色、透明度、酸碱度、红细胞、白细胞、上皮细胞、管型、蛋白质、比重及尿糖定性。

（1）尿色：尿中含有尿黄素，故呈黄色。尿色素每日的排泄量大体恒定，因此尿色的深浅随尿量而改变。常见的尿色异常有：①食物和药物因素（核黄素、利福平、呋喃唑酮、大黄等）可使尿呈黄色。②血尿，可呈淡棕红色或红色。③血红蛋白尿，呈浓茶色或酱油色。④胆色素尿，呈深黄色。⑤乳糜尿，呈乳白色。

（2）透明度：正常新鲜尿液多数是清晰透明的，排出后不久变为混浊。

（3）酸碱度：尿液pH受饮食影响，波动于4.5～8.0之间，正常尿为弱酸性，也可以是中性或弱碱性，尿的酸碱度在很大程度上取决于饮食物种类、服用的药物及疾病类型。进肉食多时尿液呈酸性，进食蔬菜、水果多时尿液呈碱性，正常人尿液呈弱酸性。

（4）细胞：在临床上有重要意义的尿中细胞为红细胞、白细胞及上皮细胞。①红细胞，正常人尿中可偶见红细胞，离心沉淀后镜检每高倍视野不大于3个。②白细胞，正常人尿中有少数白细胞存在，离心后镜检每高倍视野不大于5个。③上皮细胞，正常尿液中，有时可发现少数脂肪变性的小圆形上皮细胞。

（5）管型：正常尿液中仅含有极微量的白蛋白，没有管型或偶见少数透明管型。

（6）蛋白质：一般认为，正常人每日排出蛋白质量很少，常规定性检测为阴性。

（7）比重：尿液比重在1.010～1.025之间。在机体缺水状态下，尿量减少，尿比重增高；反之，尿量增多，尿比重减低。尿比重主要反映肾脏的浓缩功能。

（8）尿糖定性：正常人尿内可有微量葡萄糖，尿糖定性为阴性。

（9）其他：尿酮体，正常人非饥饿状态下，尿中无酮体，检查呈阴性反应；尿胆原及胆红素，受饮食影响可呈阴性或弱阳性反应；亚硝酸盐还原试验：系用于诊断尿路感染的试验，正常人呈阴性反应。

尿潜血阳性就是血尿吗？

回答：尿潜血（BLD）试验是一种化学反应，阳性并不说明就是血尿，只能说明尿中含有红细胞成分，包括红细胞、血红蛋白等，而不是真正从显微镜下见到的有形态的、完整红细胞，而是检查出来的红细胞组成分。正常人体内红细胞不断被破坏，其成分都从尿排出，因此部分正常人尿中亦会出现潜血阳性。再者，尿潜血使用的是试纸条法，过于敏感、不能定量且受到假阳性的影响，因此不能用来判断血尿程度，更不能用来确诊肾脏疾病或指导治疗。血尿的诊断应该是多种检查手段的综合分析，否则将给患者带来不应有的心理压力和经济负担。

什么是血尿，正常人可以出现血尿吗？

回答：血尿是指尿中红细胞异常增多，临床上有镜下血尿和肉眼血尿两种，无论是镜下血尿或肉眼血尿，均应结合其症状查清原因。镜下血尿是指肉眼观察尿色正常，但在显微镜下可发现尿中红细胞增多。肉眼血尿指肉眼观察，尿呈红色或洗肉水样，或完全血样或含有血块。当尿呈酸性时，血尿可呈酱油色。一般每升尿液中含有1毫升血液即肉眼可见。

正常人尿中可有红细胞，一般用显微镜检查每高倍视野0～2个。正常人在剧烈运动，重体力劳动或久站立后，尿中可能出现一过性红细胞轻度增多，亦可认为正常。比如运动性血尿就是指健康人运动之后，偶有血尿产生，可伴有血凝块排出，会阴部不适，常反复发作，休息后血尿消失，肾功能及血压正常。尿中红细胞可为畸形红细胞。除血尿外，不伴有其他特异性症状和体征。但若出现肉眼血尿应视为异常现象。

出现肉眼血尿就是得肾炎了吗？

回答：通过前面我们知道尿色发红并不一定是血尿，而且即使是血尿，也不一定就是肾炎的表现。引起血尿的常见病因有以下几种：

（1）泌尿系统疾病：临床上绝大多数血尿均见于此类疾病，包括肾小球肾炎、泌尿系结石、泌尿系感染（包括结核）、泌尿系肿瘤及损伤、多囊肾、海绵肾、肾血管瘤等，以及某些药物、毒物的毒性反应或过敏反应所致的肾损害，均可出现血尿。

（2）邻近器官疾病波及泌尿系统：如前列腺炎、前列腺肿、急性阑尾炎、急性输卵管炎、结肠憩室炎或邻近器官的肿瘤等，亦可出现血尿，以镜下血尿为主。

（3）全身性疾病：主要见于血液病，如血小板减少性紫癜、过敏性紫癜、再生障碍性贫血、白血病、血友病；也可见于心血管疾病引起的肾梗死、高血压肾病、充血性心力衰竭等；流行性脑膜炎、猩红热、流行性出血热、丝虫病等传染性疾病及结缔组织病，如系统性红斑狼疮、皮肌炎、结节性多动脉炎等均可引起血尿，另外变态反应性疾病、肾下垂、游走肾等也可引起血尿。

（4）功能性血尿：常见于运动性血尿。是指健康人运动后出现肉眼血尿或镜下血尿，休息后血尿消失，不伴有其他特异性症状和体征，如水肿、高血压、贫血等。因此，一旦临床上出现血尿后，应该首先排外其他系统所导致的血尿，才能确诊是肾脏疾病所致。

尿红细胞位相检查的临床意义是什么？

回答：尿红细胞位相检查是利用位相显微镜检查尿中红细胞形态的一种方法，其临床意义在于根据尿红细胞形态鉴别血尿的来源。

血尿分为肾小球性血尿及非肾小球性血尿两大类。肾小球性血尿指血尿来源于肾小球，即肾小球出了问题，可出现血尿，但这时尿中的红细胞都是畸形红细胞。但正常人尿中出现的少量红细胞以及无肾小管间质损害的肾小球疾病患者尿中的红细胞也是畸形红细胞。非肾小球性血尿常来源于肾小球以下泌尿系统，其红细胞的形态、大小绝大多数是正常的，仅小部分为畸形红细胞。一般认为，如果尿中发现畸形红细胞占70%以上，可诊断为肾小球性血尿。

尿糖阳性就是糖尿病吗?

回答: 答案是否定的。正常人尿内仅含微量葡萄糖,称为生理性尿糖,常规尿糖定性试验呈阴性反应。糖尿的出现主要取决于三个因素,即血浆葡萄糖浓度,肾小球滤过率及肾小管的再吸收。因此尿糖阳性的临床意义在于:

(1)血糖增高性糖尿:由于血糖浓度增高超过肾负荷而使葡萄糖从尿中排出。甲状腺功能亢进、肢端肥大症、嗜铬细胞瘤、皮质醇增多症等均可因血糖增高而出现高血糖性糖尿。

(2)血糖正常性糖尿:血糖浓度正常,而因肾功能障碍导致葡萄糖从尿中排出,称为肾性糖尿。可见于家族性肾性糖尿、妊娠、慢性肾炎、肾小管-间质性疾病,肾病综合征等。

(3)暂时性糖尿:进食大量碳水化合物尤其是葡萄糖后以及情绪过分激动后都可能出现一时性的血糖增高、尿糖阳性,称为生理性糖尿;在应激状态下,如颅脑外伤、脑血管意外、急性心肌梗死、大面积烧伤等情况下可出现暂时性血糖增高、尿糖阳性者,称为应激性糖尿。

(4)假阳性反应:糖尿一般指葡萄糖尿,但目前常用的糖定性试验对果糖、麦芽糖、乳糖、半乳糖、甘露糖等也出现阳性反应。此外某些具有还原作用的非糖物质,如水杨酸类、氨基匹林、异烟肼、维生素C等从尿中排出可导致假阳性反应。

(5)尿糖阴性不排除糖尿病:在糖尿病合并肾动脉硬化、糖尿病肾病时,尽管血糖升高,但由于同时存在肾小球滤过率下降,尿糖也可能为阴性,出现糖尿病患者血糖和尿糖不相平行的现象。

所以,尿中出现糖不一定就是糖尿病,还要做进一步检查。

尿路感染有必要做尿细菌培养吗?

回答: 尿细菌培养对尿路感染的诊断有决定意义,同时它可以对细菌进行药物敏感试验,帮助医生正确选择抗生素。大家都知道抗生素有很多种类,但是哪一种抗生素才是杀死你体内细菌的最佳选择呢?那就要由中段尿细菌培养加药敏试验告诉你了。

健康人尿道内有一定数量的细菌,但并不都能引起尿路感染。这是因为人体有一定的防御能力。但是,当存在某些不利因素时,人体失去上述自卫功能,例如,过度疲劳、感冒、个人不注意卫生等,细菌乘虚而入,就会发生尿路感染。

中段尿培养每毫升尿中菌落计数大于10万个,可诊断为菌尿;如为1~10万个则为可疑,应结合临床考虑或重做;如菌落少于1万个则多为污染所致,无临床意义。但如果是球菌,尤其是类球菌和肠球菌,由于其繁殖缓慢,其菌落在1000~10 000个之间也具有诊断价值。

标本的留取对尿培养的结果有很大影响,因此必须注意:①应留取清晨第一次尿,保证尿液在膀胱中停留了6~8小时。②留取标本的容器必须经过消毒,无细菌污染。③留取标本前必须充分清洁外阴、包皮及消毒尿道口,并留取中段尿。④标本必须新鲜,最好在1小时内送检,室温下避免标本被污染或细菌繁殖造成假阳性。此外还有出现假阴性结果的情况:①病人在近2周内曾用过抗菌药物。②收集中段尿标本时消毒剂不慎混入。③患者膀胱刺激症严重,膀胱内尿液停滞不足6小时,细菌没有足够的时间繁殖。④饮水过多,尿内细菌数被稀释。⑤感染灶与尿路不通,如血源性肾盂肾炎早期或尿路梗阻时。⑥某些细菌仅生存在特殊环境中,如变形杆菌等仅生存于肾髓质的高渗环境中,培养结果为阴性。

常用的肾功能检查有哪些?

回答: 常用的肾功能检查有多种。临床上采取越来越多的方法,以期直接或间接地反映出肾脏的各种功能,目的在于了解肾脏病变的部位和程度。动态观察肾功能的变化可作为了解病情程度,判断治疗效果以及估计预后的依据。有时肾功能的损害可出现在症状出现之前,因而肾功能检查可以帮助早期发现某些肾脏疾病。但由于肾脏的储备能力很大,有些肾脏功能的改变需要到肾脏损害明显时才表现出来。

临床上对于患者往往要有选择地进行多项肾功能检查,然后进行综合分析,才能作出正确判断,常用的检查主要有:尿常规、内生肌酐清除率(Ccr)、血肌酐(Scr)和尿素氮(BUN)浓度测定、放射性核素肾小球滤过率测定、尿β-微球蛋白、肾血流量测定、同位素肾图等。

肾功能检查正常,是不是肾脏就不存在问题了?

回答: 肾脏是人体内的一个重要器官,它的基本生理功能包括了排泄机体的多种代谢废物,调节体内水、电解质以及体液的酸碱平衡,并且具有内分泌的功能。总之,肾脏在机体整个生命活动中发挥着十分广泛而又重要的生理作用,绝不是目前临床上所采用的各种肾功能检查所能囊括的。况且,目前所采用的肾功能检查在方法上还是比较粗糙的,同时由于个体差异,正常值的范围往往比较大,也不能说测定值在正常范围内,肾脏就一定没有问题。

人体有两个肾脏,每个肾脏有100万以上肾单位,平时只有40%的肾单位在轮流工作,60%处于储备状态,因此肾脏有很大的储备能力。事实证明,一侧肾脏切除后,另一侧肾脏仍能负担机体所必需的全部生理功能，各项肾功能检查自然也是正常的。只有当肾脏病变呈弥漫性或损害了肾实质的2/3时，肾功能结果才有可能出现异常。有些肾脏疾病长期都不会使肾功能发生大的改变，因而不能在肾功能检查上表现出来，但在一定诱因作用下，肾功能会迅速恶化。还有一些肾病发展很快，几乎每天都在进展，而病变又隐匿，在不知不觉中，大多数肾小球已受累，肾功能也遭到破坏。

综上所述，肾脏病变往往不能很敏感地反映在肾功能检查上，临床上必须结合病史，临床表现，尿液检查，B超、X线等物理检查乃至肾活检等资料进行综合的分析和判断才能得出准确的结论。切不可认为各项肾功能检查正常，肾脏就不存在问题，以至延误了某些肾脏病的早期诊断和治疗。

尿路平片在肾脏病检查中的临床意义及摄片前有哪些准备？

回答：尿路平片的摄片范围包括两侧肾脏、输尿管和膀胱区。由于这些器官及尿道都是由软组织组成，密度相差不大，缺乏自然对比，在平片上不能显示。但肾脏周围因有少量脂肪组织组成的包膜，在质量好的平片中能显示出肾脏轮廓，从而使我们能够从尿路平片中观察到肾脏的大小、形态、位置以及腰大肌的阴影。更重要的是平片上能清楚地显示钙化影及X线无法穿透的结石影，对泌尿系结石、结核及腹部血管钙化等疾病有很高的诊断价值。有些病变必须结合泌尿系造影才能明确诊断，但未摄平片而直接作尿路造影，往往会导致错误的结论，如结石可能会被掩盖而遗漏，肾盏结石可能被误诊为肾结核空洞。

为了提高尿路平片的质量，摄片前患者必须作好清洁肠道内粪便和气体的准备。一般在检查前3天进少渣或无渣食物，不吃产气食品（如豆类、牛奶等），禁服含有碘、钙等不透X线的药物。检查前1天晚口服轻泻剂，可用蓖麻油20～30毫升，或中药番泻叶6～10克泡水，连饮两杯。也可服用硫酸镁及果导片等。总之力求把肠内粪便排尽。

静脉肾盂造影会加重肾功能损害吗？

回答： 对于原有肾功能不全及血容量不足的患者，静脉注入含碘造影剂有可能会加重肾功能损害。因为造影剂是通过肾脏滤过、浓缩和排泄的，尤其是对于肾功能不全患者常规剂量往往不能使肾脏显影，加大剂量更可能加重肾功能损害。其潜在危险为：①碘过敏。表现为严重低血压、支气管痉挛、荨麻疹、喉部水肿，甚至突然死亡。②肾毒性反应。③肾小管蛋白沉着或尿酸结晶形成。④肾血流量暂时性减少和肾小球滤过率降低。⑤高渗性导致心力衰竭等。

因而对严重病例行静脉肾盂造影应审慎。因碘过敏后果严重，在检查前要例行碘过敏试验，即静脉内先注射1毫升造影剂，等待15分钟，如无不良反应再将全部造影剂注入。但碘过敏试验并不十分可靠，有少数过敏试验阴性者，在注射造影剂的过程中仍会产生严重过敏反应。当出现面色苍白、出冷汗、休克等现象时，应立即停止注射，必要时采取紧急措施。

由于静脉肾盂造影是评价肾源性尤其是肾后性肾衰的肾功能和病因的一种重要方法，也有人主张对肾衰竭患者进行静脉肾盂造影检查，但应充分供水和利尿，并使用纯泛影葡胺以及非离子型造影剂。非离子型造影剂化学毒性低，渗透压几乎与血浆渗透压相等，使副反应的发生率明显减少，即使是使用剂量较大，也较少有明显副反应发生。因此，高危因素患者应选择非离子型造影剂，万一造成急性肾衰竭宜及早透析；对于急性或慢性少尿或尿闭者，宜先行透析一段时间后再进行静脉肾盂造影。

什么是放射性核素肾显像技术？有何临床意义？

回答： 放射性核素标记的某些药物（显像剂）静脉注射后被肾小球滤过或肾小管上皮细胞吸收、聚集和排泄，使肾具有较高的放射性活度，采用Y照相和计算机技术，获得双肾功能性图像和肾功能的各项参数，通过肾形态和功能的综合分析，对肾脏疾病作出诊断的技术就是放射性核素肾显像技术。

主要临床应用：①肾功能的测定。其优点是不必作输尿管插管而能反映分肾功能。可用于协助诊断双侧或单侧肾脏疾病，确定肾功能受损的程度，以及对病程分期，指导及观察疗效均有帮助。②上尿路梗阻的诊断。上尿路梗阻的诊断灵敏度为80%～90%，且只要有3%的残留肾功能，ECT即可显影。③单侧肾血管性高血压的诊断。④移植肾监测。肾显像能全面地观察肾前、肾和肾后的各种情况，并且是无创性检查，在国外列为肾移植的常规监测方法。

何谓肾活体组织检查？

回答： 肾活体组织检查是指利用穿刺或外科手术的方法从患者的肾脏中获取少许肾脏的活体组织进行病理学的检查。近年来由于连续、定期进行肾活检，光学显微镜、电子显微镜及免疫荧光镜联合应用，使肾脏病的病因诊断、病理过程日趋明确，从而使患者得到针对性的更有效的治疗。

目前内科获取肾活体组织的方法主要是经皮肾穿刺活检，此方法准备简单、操作方便、创伤小、能连续定期进行而被广泛采用，成功率可达90%以上。它的缺点是获取的组织较少，病变如果不是弥漫性而呈局灶性或分布不均匀时，有可能因穿不到病变部位而造成误诊。

肾脏病患者做活检的临床意义是什么？

回答：前面我们已经介绍过了肾脏病的临床检查、特殊生化和血清学检查以及影像学检查。这些都属于无创性检查，这些检查的结果为临床医师作出临床诊断提供了丰富的资料。但是内科肾脏病尤其是肾小球疾病，诊断相当复杂，单单具有临床诊断是不够的。

目前对于内科肾脏病有三种诊断，即临床诊断、病理诊断（以光学显微镜检查为主，并辅以电子显微镜检查及免疫病理检查）、免疫病理诊断（免疫荧光或免疫酶标检查）。对于内科肾脏病变，同一临床表现可以来自不同的病理类型，同一种病理类型又可出现多种临床表现，临床表现和理化检查都没有很高的特异性，它们和各种病理改变之间也不存在有一定规律的相互联系。因此，仅仅依据临床表现和理化检查作出临床诊断是远远不够的，在目前条件下只能采取活检的方法作出病理诊断和免疫病理诊断。由于病理诊断及免疫病理诊断对肾病患者的治疗方案的制订以及疾病预后的判断有很高的价值，因此对于某些肾脏病患者尤其是肾小球疾病患者来说，及时地进行肾活检是一项无可替代的重要检查。

哪些肾脏病患者宜做肾活检？哪些肾脏病患者不宜做肾活检？

回答：一般说来，对于各种内科肾实质疾病只要无禁忌证，为了明确病理诊断及免疫病理诊断，指导制订治疗方案，估计病情预后，临床均应做肾活检，但由于这毕竟是一种创伤性检查，仍应适当掌握其适应证及检查时机，具体有如下几条：

（1）急性肾衰竭：如原因不明，肾脏大小正常且无尿路梗阻者，或早期表现似急性肾小管坏死，但经2～3周的透析治疗肾功能仍不能恢复者，肾活检很有必要。因为不同疾病所致的急性肾衰竭处理全然不同。

（2）肾病综合征：成人原发性肾病综合征应在治疗前做肾活检。因为其病理类型多种多样，激素和细胞毒药物治疗不是所有病理类型均适用。

（3）原因不明的蛋白尿：如伴有畸形红细胞等尿沉渣改变，或为单独性肾小球蛋白尿且尿蛋白每日大于1克应活检。一过性蛋白尿或体位性蛋白尿则不需活检。

（4）血尿：无症状性血尿在除外肿瘤、结石后应活检；持续性或反复发作的肾小球性血尿应活检；血尿伴有明显蛋白尿（每日尿蛋白大于1克）应活检。

（5）肾炎综合征：原因不明考虑为继发性的；肾小球肾炎，病情进展快，需明确病理诊断的；临床表现不典型的急性肾炎或急性肾炎数月后不愈或出现肾衰者以及急性肾炎综合征等，应做活检。

（6）结缔组织病：常见的有系统性红斑狼疮、过敏性紫癜、结节性多动脉炎等。各种结缔组织病对肾脏损害的发生率和程度不同，尤其是狼疮性肾炎，肾活检有很高价值，它可以反映病变的严重程度。对于活动性狼疮性肾炎的患者不仅应做肾活检，还应以此追踪病情演变过程。

（7）肾移植：术后无功能或突然功能下降，需要鉴别是排异还是环孢素中毒或急性肾小管坏死时应做活检。

（8）糖尿病肾病：一般不需活检，如突然发生血尿、肾衰或肾病综合征，考虑为糖尿病以外因素（如合并原发性肾病综合征）引起的，应做活检。

（9）慢性小管-间质性肾病：因其临床上可有各种表现，如与肾小球疾病难以鉴别时，可行肾活检。

（10）妊娠期间的肾病：一般不宜肾活检，但妊娠早期突然出现大量蛋白尿或明显肾功能改变，有可能危及孕妇健康和胎儿安全时，可考虑肾活检。

（11）凡经详细检查，但不能确诊的慢性肾衰竭，只要肾脏仍未缩小，也可考虑活检。

（12）凡疑为家族性、遗传性肾病者（如Alport综合征、Fabry病），可行肾活检以明确诊断，对于这种情况的孕妇也应肾活检以利优生。

经皮穿刺活检创伤小，它的绝对禁忌证只有一个，即患者有明显出血倾向且不能纠正者。因为这种患者活检后很可能出血不止。经合理治疗能够纠正的出血性疾病仍可行肾活检。此外还有一些相对禁忌证：

（1）中、重度高血压，因手术后易出血或形成动静脉瘘，因而在活检前必须把血压控制在正常范围内，否则不宜做肾活检。

（2）正在进行抗凝治疗者，因难以止血不宜活检。如血液透析患者需要活检则活检前后血液透析时需小量肝素或体外肝素化抗凝，血液透析24小时后才能进行肾活检。

（3）慢性肾衰竭肾脏已萎缩者，不仅由于肾脏萎缩穿刺困难，也由于肾组织已高度纤维化，对原发肾病诊断已无帮助，肾活检没有价值。

（4）孤立肾马蹄肾或另一侧肾功能已丧失者。不能做肾活检。因为万一活检出现严重并发症需手术摘除时，患者可能因无肾而难以存活。

（5）肾盂肾炎、肾结核、肾脓肿或肾周脓肿等活动性肾感染，穿刺易造成炎症扩散，活检应在炎症完全控制后进行。

（6）肾肿瘤不能以常规方式穿刺，否则会导致肿瘤扩散。肾血管瘤、肾囊肿、多囊肾也不宜肾穿刺。

（7）肾积水只有在梗阻解除后才能进行肾活检。

（8）心力衰竭、周围循环衰竭或全身情况很差者不宜肾活检。

（9）精神失常者不能配合操作，不能行肾活检。

（10）过度肥胖患者或严重水肿患者因B超难以定位且穿刺困难，成功率低，一般不做经皮穿刺肾活检。

（11）高度腹水患者因难以俯卧配合穿刺，同时若穿刺针误入腹腔，则腹水可沿穿刺道漏出，甚至造成继发感染，所以必须在消除腹水后才能进行肾穿刺。

（12）妊娠晚期也不能进行肾穿刺。

肾活检会加重肾脏损害吗？

回答：肾活检虽然是一种创伤性的检查，但一般不会加重肾脏的损害。例如经皮穿刺肾活检每次只能获取10余个肾小球，这对整个肾脏功能是不会有影响的。但如果适应证掌握不好，或不按操作要求进行，造成出血、感染，甚至肾脏撕裂伤等严重并发症时，就难免不加重肾脏损害了。最为严重的是肾脏撕裂伤，如手术缝合止血失败，还必须将肾脏摘除。

值得一提的是，肾衰竭者行肾穿刺活检有其特殊性。因为肾衰时体内有胍基琥珀酸、酚、酚酸等大量代谢产物蓄积，这些物质都能抑制血小板功能，有些患者还出现血小板数量减少及某种凝血因子活性降低，容易出血。如果合并有高血压，更加重了出血可能。肾衰患者一旦穿刺后大出血，处理往往比较困难，肾功能可能因此恶化。所以遇急性肾衰，诊断不明，必须行肾穿刺活检的病例，术前一定要做好充分的准备，包括凝血功能的检查、透析、输注新鲜血或血小板、纠正出血倾向及控制血压等，避免产生严重并发症时加重肾功能损害。

如何早期发现尿毒症？

回答：慢性肾功能不全早期，临床症状可不典型，只表现为高血压、蛋白尿、血清尿素氮、肌酐和尿酸水平的轻度升高。而发展到尿毒症时，即可引起各个系统的病理改变，出现典型的临床症状，包括水电解质紊乱、代谢性酸中毒；消化系统改变往往最早出现，如晨起恶心、呕吐、食欲减差、腹胀、腹泻或便秘；心血管系统改变，如高血压、心力衰竭、尿毒症性心包炎、心肌病等；血液系统改变，如显著贫血、出血倾向；神经肌肉改变，如烧灼足、不安腿综合征；呼吸系统改变，如尿毒症性肺炎、胸腔积液；肾性骨营养不良；代谢系统紊乱；免疫功能紊乱；内分泌功能紊乱；感染；微量元素过量或缺乏；皮肤瘙痒等。需要指出的是，尿毒症虽然可有上述各种症状，但临床上患者可能并非出现以上所有的表现，而常常以一两个症状为突出表现。

如何早期发现、早期诊断糖尿病肾病？

回答：糖尿病患者临床上出现蛋白尿，已是糖尿病性肾病较晚期的表现。其实，在糖尿病的头4～5年内的早期，临床上没有肾脏病的表现称为无症状期，此期可持续10～15年。虽无症状，但糖尿病对肾脏的损害已经开始，并缓慢进展。此时，通过B型超声、X线摄片以及CT检查，可以发现患者肾脏比正常同龄人的大；肾小球滤过率增加并与肾增大平行，但一般情况下不会出现蛋白尿。如能在此期及早发现，通过积极的控制糖尿病后，肾脏的损害大多可以逆转，甚至完全恢复。

早期诊断糖尿病肾病还可以借助以下检查：①尿微量白蛋白检测。在临床蛋白尿出现前，尿白蛋白排泄已呈亚临床性增高，称为微量白蛋白。

②微量转铁蛋白尿。转铁蛋白分子量较小，可能更易通过带负电荷的肾小球滤过膜，尤其在糖尿病肾病早期。③血、尿 β_2-微球蛋白检测。糖尿病肾病早期肾小管受累时，尿中 β_2-微球蛋白排泄量增多。

乙肝相关性肾炎的诊断标准是什么？

回答：乙肝相关性肾炎国际上尚无统一诊断标准，根据"1989年北京乙肝病毒相关性肾炎座谈会"建议试用下列三条标准诊断：①血清HBV抗原阳性；②患肾小球肾炎，并可除外狼疮性肾炎等继发性肾小球疾病；③肾切片上找到HBV抗原。其中第③点为最基本条件，缺此不能诊断。考虑我国是乙肝病毒的高流行区，建议肾小球肾炎肾活检时，应常规做HBV抗原检查。

高血压引起的小动脉肾硬化与肾炎引起的高血压怎样区别？

回答：原发性高血压引起的肾脏损害与原发性肾脏病引起的高血压在临床上有时很难鉴别。通常，根据临床先出现尿检异常，而后再出现高血压者，要考虑原发性肾脏疾病伴发高血压；若先出现高血压之后再出现尿检异常，则以原发性高血压引起的肾脏病损害的可能性大。原发性高血压引起的肾脏损害最初以肾间质损害为主（蛋白尿<1.5克/24小时）；而原发性肾脏疾病伴发高血压却大多以肾小球病变为主。而当首次就诊就已有肾功能不全时，即便行病理检查也难以明确其原发病。

第三篇

治疗篇

一、药物篇

什么是药物性肾损害?

 回答：俗话说："是药三分毒。"随着医学发展，人们已经认识到药物对肾脏是有损害的。药物所致肾损害，指肾脏对治疗剂量药物的不良反应和因药物过量或不合理应用而出现的毒性反应，是由包括中草药在内的不同药物所致，具有不同临床特征和不同病理类型的一组疾病。

1. 药物特别容易导致肾损害，原因与肾脏的一些解剖和生理特点有关：

（1）肾脏血流量约占心搏出量的1/4，是接受循环血流灌注最多的脏器，因而通过肾脏的药物量也相对较多。

（2）肾脏具有极为丰富的毛细血管，容易发生抗原-抗体复合物沉积，产生过敏性血管炎。

（3）近端小管细胞对多种药物有分泌和重吸收作用。

（4）肾髓质的逆流倍增机制使髓质和肾乳头部药物浓度显著增高，在一些药物性肾损害中可出现肾乳头坏死。

（5）肾小管在酸化过程中的pH改变，可影响某些药物的溶解度，导致其在肾内沉积，损害肾小管。

（6）肾脏浓缩尿液，使小管内溶液浓度增高，与小管上皮细胞表面接触造成损伤。

（7）当药物排泄时，肾脏多种酶的活性被抑制或灭活。

2. 药物性肾损害的临床类型有以下几种：

（1）急性肾小管坏死或肾小管损伤：表现为急性肾衰竭。

（2）急性间质性肾炎：可伴有皮疹、关节痛、发热等全身症状。

（3）肾前性急性肾衰竭。

（4）梗阻性急性肾衰竭：药物的结晶可阻塞肾小管或集合管，造成"肾内阻塞性"急性肾衰竭。

（5）慢性间质性肾炎：肾脏病理主要表现为间质纤维化，肾小管萎缩和局灶性淋巴单核细胞浸润。严重者可伴有局灶或完全性肾小球硬化。

（6）肾小球疾病：药物可引起慢性或急进性肾小球疾病。

（7）肾小管功能损害：引起急、慢性间质性肾炎的药物，均可导致肾小动脉和毛细血管损害。

（8）肾血管损害：可引起肾小动脉和毛细血管损害、微血管病变、溶血性贫血、系统性血管炎、致死性肾小球肾炎和急性肾衰竭等。

（9）其他：可致狼疮样综合征、抗利尿激素过多综合征，远端小管水重吸收过多引起水肿、低钠血症等。

预防药物性肾损害要注意什么？

回答：预防药物性肾损害要注意以下几点：①严格掌握用药指征，防止滥用。②用药前注意患者有无低血压或脱水，若有血容量不足者应纠正后再用药。③选择疗效好，肾毒性小的药物。④对某些药物可进行药物浓度监测，并根据结果调整用药剂量。对药物中毒的临床表现和实验室检查结果要及早发现，并及早停用肾毒性药。⑤肾功能不全或原有肾脏病患者，应慎用或根据肾功能状态减少药量或延长给药间隔时间，轻度肾功能受损药量为常用量的2/3～1/2，中重度肾功能受损药量为常用量的1/5～1/10。⑥避免两种或两种以上肾毒性药物联用，如氨基苷类合并头孢菌素类。⑦针对药物性肾损害的不同类型，进行对症处理和对因治疗。急性过敏性间质性肾炎可用皮质激素治疗。⑧对药物引起的急慢性肾衰竭及其并发症，要积极进行综合治疗，必要时进行透析治疗。

对待药物不良反应的正确态度是，既不掉以轻心，也不谈虎色变。

常见的肾毒性药物有哪些?

回答：肾脏和肝脏一样，是机体中毒的易感器官，容易受到损害。当肾脏出现病变时，用药应特别注意，医患双方都应该提高对药物肾毒性的认识，以降低由于药物引起的肾损害的发生率。临床上能够造成肾脏损害的常用药物有：

（1）抗生素及化疗药物：庆大霉素、丁胺卡那霉素；链霉素、卡那霉素、四环素、万古霉素、多黏菌素、黏菌素、妥布霉素、新霉素、两性霉素B、头孢菌素Ⅱ、氨苄青霉素、羧苄青霉素、青霉素G、土霉素、金霉素、利福平、新青霉素Ⅰ、新青霉素Ⅱ、新青霉素Ⅲ、头孢菌素Ⅳ、头孢菌素Ⅴ、头孢菌素Ⅵ等。

（2）非类固醇类抗炎镇痛药：阿司匹林、保泰松、消炎痛、炎痛喜康、甲氧萘酸、非那西汀、氨基比林、扑热息痛、布洛芬等。

（3）抗癫痫药：苯妥英钠、三甲双酮等。

（4）肿瘤化疗药：亚硝基脲类、氨甲蝶呤、顺铂、丝裂霉素C、光辉霉素、5-氟胞苷等。

（5）金属及其他合剂：青霉胺、依地酸盐等。

（6）各种血管造影剂。

（7）麻醉药：甲氧氟烷、乙醚等。

（8）其他：环孢霉素A、别嘌呤醇、甲氰咪胍、汞撒利、海洛因、甘露醇、低分子右旋糖酐及某些生物制品等。

具有肾毒性的中草药有哪些？

回答：中草药是祖国医学的宝贵财富，在许多疾病的治疗过程中有其独特的优势和较好的临床疗效，在肾脏疾病的治疗过程中也应用得比较普遍。由于中草药不是化学合成剂，许多中草药甚至可当作食品服用，大多数人都认为中药的副作用少，甚至无副作用。

随着科学技术的进步，研究者对一些中草药进行了先进的生化分析和实验研究。近几年来国内外临床医学杂志上不断报道个别中草药可引起肾脏损害。人们对于中草药的毒副作用也就越来越重视。中草药引起肾损害主要表现为小管间质损伤或急性肾小管坏死，临床表现多种多样，多数病例出现慢性间质性肾炎症状，表现为贫血和肾衰竭，2/3患者有高血压，而没有明显的蛋白尿，尿沉渣检查无任何异常发现。亦有些病情比较严重，甚至危及患者生命。

综合近年来的有关报道，对肾脏有毒副作用的中草药有如下几种。

（1）木通：性味苦，寒。有清热利水通淋，清泄心火，通乳，利痹的功效。所含木通皂苷被水解后的常春藤皂苷元等，小剂量（3～6克）有利尿作用，大剂量可损害肾小管，导致其上皮细胞坏死，严重者可导致急性肾衰竭。

（2）草乌：性味辛，温，有毒。能祛风湿，散寒止痛。含乌头碱、次乌头碱，其中以乌头碱毒性最强，内服0.2毫克即可中毒，3~4毫克可致死。主要经肾脏及唾液排出，生用易引起急性肾衰竭，故多经过炮制后入药。长时间久煎（3~4小时以上）后乌头碱水解为乌头原碱，其毒性仅为原生物碱的0.02%~0.05%，故草乌入药应先炮制，并先煎半小时左右。

（3）雷公藤：性味苦，有大毒。有杀虫，消炎，解毒功效。其根、茎及嫩枝叶均有毒，根皮毒性较木质部大。其含有毒的成分为混合五种生物碱的雷公藤碱及3个有显著细胞毒性作用的二萜环氧化物。中毒剂量可引起肾小管细胞变性及坏死，肾的曲管上皮轻度脂肪变性，患者往往死于急性肾衰竭。

（4）益母草：性味辛、微苦，微寒。有活血调经，利水消肿，凉血消疹的功效。含益母草碱、水苏碱等多种生物碱。该药毒性较低，临床用量常偏大，中毒后可引起多器官出血性休克、肾衰竭。

（5）苍耳子：性味辛、苦，温。有祛风解表，通鼻窍，祛风除湿，止痒的功效。苍耳全株有毒，以果实毒性最大，嫩叶比老叶毒性大。其主要毒性成分可能是果实中的一种苷类物质，它含有毒蛋白，能损害肾脏及心、肝等内脏实质细胞，使之发生混浊、肿胀、坏死，并使毛细血管渗透性增高，引起广泛出血。药用量干品大于30克或苍耳子多于10枚均可引起中毒。

（6）鱼胆：胆毒鱼类的鱼胆含有胆汁毒素，可引起肝、肾、脑的细胞广泛中毒坏死，使肾血灌流量不足，引起少尿或无尿，从而导致肾衰竭。

（7）天花粉：性味苦、微甘，寒。有清泄肺胃，生津止渴，消肿排脓的功效。含有皂苷、蛋白质等物质。实验证明，天花粉蛋白可使肾实质细胞变性，近曲小管大片坏死，且剂量越大，上述损害越严重，故有肾脏疾病时应忌用天花粉蛋白。

（8）蜈蚣：性味辛温，有毒。能熄风解痉，祛风止痛，攻毒散结。其含有两种类似蜂毒的有毒成分，即组胺样物质及溶血性蛋白质，常因异体蛋白质过敏或超量服用造成肾脏损害，甚至肾衰竭。

除上述中药外，苦楝皮、牵牛子、金樱根、土贝母、马兜铃、土荆芥、使君子、威灵仙、大风子、芦荟等均可引起肾脏损害，其中部分有导致中毒死亡的报道。

用药怎样防肝肾损害？

回答：大多数家庭都有家庭小药箱，但细心的患者在用药时常会留意到一些药品的说明书上写着这么一句话："肝肾功能不全者慎用。"尤其是有些慢性疾病患者，对用药期间医生开出的肝、肾功能化验单颇不以为然，认为多此一举。孰不知，肝、肾等器官在药物代谢过程中担当着"重任"，极易受到药物的损害，如果不当用药，甚至可能会产生比不用药还严重的后果。

肝脏、肾脏是人体分解、代谢和排泄药物的主要器官，号称"人体化工厂"、"人体清洁站"。那些水溶性、相对分子质量小的药物，可直接经肾脏由尿液排出体外。而那些脂溶性、相对分子质量大的，则必须在肝脏分解、转化为水溶性代谢物，使相对分子质量大的变为相对分子质量小的物质，再经肾脏由尿液或随胆汁经肠道排出体外。肾脏在对药物的摄取、转运、蓄积和排出过程中，也密切接触药物分子，正因为肝、肾承担着如此重任，才极易受到药物的损害。这就是许多药品都注明"肝肾功能不全者慎用"的原因。一些药物在用药过程中进行肝、肾功能检查也是十分必要的。

研究发现，许多药物导致的肝肾损害都是由于不良的用药习惯所致，这些都是能够防范的。

妊娠、有肝病史、长期酗酒者、老人、儿童或极少数特殊体质人群是药物性肝损害的易发人群，该人群在用药期间容易诱发较为严重的肝损害，且绝大多数患者无明显症状，仅发现转氨酶升高等部分指标异常。所以该人群在用药时，最好每两星期至一个月查一次肝功能、尿常规，防患于未然。

滥用药物是导致药物性肝肾损害的罪魁祸首。避免过量、过频等滥用药物的行为，不随意增加剂量、延长疗程或不规则用药。过量、过频等滥用药物的行为，会导致体内药物浓度过高，甚至在肾脏内发生结晶、免疫复合物沉积等，从而影响肾功能。

谨遵医嘱。为了避免或减少发生药物性肝、肾损害，首先应做到医患之间的密切配合，患者应将自己的有关病史、药物过敏史告诉医生。在用药过程中应定期检查肝、肾功能，同时细致观察自己原有疾病的症状有无变化。患有慢性疾病需长期使用经肝脏代谢的药物者，应注意适时更换品种，因为体内药物代谢酶的耗竭可使药物大量蓄积而产生毒性。值得一提的是，一些所谓的"保肝药物"名不符实，切莫盲目使用。

总而言之，只要医患密切配合，制订合理的给药方案，并严格执行医嘱，定期做肝肾检查，是完全可以减少或避免发生药物性肝、肾功能损害的。

糖尿病肾病患者如何科学使用降糖药？

回答：糖尿病肾病患者口服降糖药宜首选糖适平。此药为第二代磺脲类口服降糖药，主要在肝脏代谢，代谢产物95%通过胆汁粪便排出，只有不到5%由肾脏排出，因此对肾脏影响很小，而且日剂量范围大（15～200毫克），故对糖尿病肾病早期和临床期均可选用。其次是美比达，也属第二代磺脲类口服降糖药，虽然其代谢产物部分由肾脏排出，但其代谢产物活性弱，故不易引起低血糖反应，比较安全。优降糖以及达美康的活性代谢产物均部分由肾脏排出，当肾功能不好，排出延迟可引起顽固性低血糖反应，尤其是老年人应慎用。降糖灵不宜使用。

对单纯饮食和口服降糖药控制不好，并已有肾功能不全的患者，应尽早使用胰岛素，对血糖波动大，不稳定的1型糖尿病患者，甚至需用胰岛素泵或胰岛素注射笔进行胰岛素强化治疗，使血糖能稳定地控制在良好水平。应注意当患者出现氮质血症时，要根据对血糖的监测及时减少和调整胰岛素剂量，因为这种情况下患者往往食欲不好、进食减少，另一方面胰岛素30%～40%在肾脏代谢，胰岛素由肾小球滤过后，被近端小管细胞摄取并在小管上皮细胞内降解，当肾功能不全或尿毒症时，肾脏对胰岛素的降解明显减少，血循环中胰岛素半衰期延长，因而应减少胰岛素的需要量。

高血压肾小动脉硬化如何选择降压药?

回答：早期积极有效地抗高血压治疗，可减缓或减轻高血压引起的肾损害，有助于降低蛋白尿，保护肾功能，减少肾功能不全的发生。

在能把血压控制的前提下，要首选能更有效的保护肾脏的降压药物。通常首选血管紧张素转换酶抑制剂（ACEI）/血管紧张素转换酶受体拮抗剂（AT1RA）和钙离子拮抗剂（CCB）。血管紧张素转换酶抑制剂不但能降低全身血压，而且还能减轻高血压时对肾小球的损害，保护肾功能。对于较重的高血压可合用其他降压药。对已有肾功能减退的患者，在降压治疗的同时，还应注意控制水、盐、蛋白质的摄入。此外，高血压患者常并发糖尿病、高脂血症及高尿酸血症等病，在选用降压药时还应注意药物对这些代谢的影响，如长期服用利尿药及β受体阻断剂能升高血糖及血脂，而ACEI及α受体阻断剂却有助于降低血糖及血脂；利尿药增高血尿酸，而AT1RA中氯沙坦却降低血尿酸等。

预防高血压肾小动脉硬化血压降至多少为宜？

回答：早期进行降血压治疗，并将血压降达目标值是预防良性小动脉性肾硬化症发生的关键。而且，对轻症高血压患者，乃至血压正常偏高的个体也应积极治疗（包括非药物治疗，即减肥、戒烟、限制食盐＜6克/天、限量饮酒、适当增加体力活动及保持乐观情绪等）。

根据许多临床试验资料，现在认为若要有效预防良性小动脉性肾硬化症发生，血压宜降达130/80mmHg，降低收缩压及脉压尤为重要。而且，对于易于发生高血压肾损害的人群（并发糖尿病、高脂血症或高尿酸血症的患者），血压需要降得更低。

尿毒症患者家庭用药有哪些？

回答：尿毒症患者几乎天天需要服用药物，可是尿毒症患者的药理与一般人大不相同，而且因为许多药物经过肾脏代谢，对肾脏会产生毒性影响，而患者的病情波动又影响药物在体内的代谢速度，这些都决定了尿毒症患者在家庭中不能盲目根据经验自行用药。

很多患者得了尿毒症后，多方打听治病良方，同时服用多种"保肾"药物，以为多药并进，可以快速见效，结果反而欲速则不达。

实际上由于肾脏功能衰竭，药物的吸收因为口服后胃的排空延长，肌肉注射时的吸收不良，都使得药效不容易掌握。即使顺利吸收后由于尿毒症患者会有水分堆积在体内的情形，使得药物在体内的浓度变的不足，再加上反复的透析也会使得某些药物被从体内过滤掉，从而导致药效减弱。

最让人捏一把冷汗的情形是尿毒症患者把以前领到的旧药依自己的判断，照以往的剂量服用，殊不知他所需的药量会随着肾功能的变动而不同。由于尿毒症毒素会使得药物不易与蛋白质结合，以及尿毒症时肾脏代谢能力减低，很多药物便会在正常的剂量造成尿毒症患者中毒，例如注射正常剂量的麻醉止痛剂以及抗癫痫药物时会导致呼吸停止。某些抗生素正常剂量应用会导致体内蓄积，例如，糖尿病肾病的患者使用胰岛素会随着肾衰竭的变坏而逐渐减少需要量，如果仍照半年前的剂量使用就会导致低血糖昏迷甚至成为植物人。即使一些经由肝脏代谢的药物其排泄不经由肾脏，但基于患者的肝脏功能也有低下的情形，还是需要小心的斟酌药量。因此，肾脏患者用药有特殊的讲究，如氨基苷类药物要禁用、解热镇痛类药物要慎用、喹诺酮类药物要半量等。

所以说尿毒症患者用药要讲究，关键在一个"慎"字。

肾及输尿管结石的家庭应急处理有哪些?

回答：结石形成的原因尚未完全阐明，一般多见于20～40岁男性，结石多在肾及膀胱形成，其成分为尿酸、草酸钙及磷酸铵镁等，形态不一，大小不等，可引起尿路梗阻、感染及黏膜损伤。一般多为单侧结石。

患者多突然发生阵发性腰部疼痛，并向下放射至下腹部、腹股沟区域，疼痛剧烈时可伴有出汗、面色苍白及肉眼血尿。肾区可有叩击痛。疼痛剧烈时可有肉眼血尿，一般有镜下血尿。收集疼痛发作后尿液时可发现有结石排出现象。

如果出现上述情况，估计很可能就是泌尿系统的结石骚扰你了。不要紧张，按照下面介绍的方法处理就可以了。

（1）卧床休息，多饮水，如果疼痛不严重可多做跳动运动，有利于排石。

（2）肾区疼痛剧烈时可热敷或口服阿托品0.5毫克，每日3次，可通过解痉止痛促进排石。

（3）泌尿系统结石多伴有尿路感染，可口服吡哌酸0.5克或氟哌酸0.2克，每日3次。

（4）上述紧急处理后，如果仍剧烈疼痛，难以忍受，或血尿加剧，应送医院进一步诊治。

血尿的家庭应急处理有哪些？

回答：门诊上经常有患者非常紧张得说自己尿血了，认为一定非常严重。实际上并非如此。血尿分为镜下血尿和肉眼血尿。我们能看见的称为肉眼血尿，可呈现洗肉水色、浓茶色甚至血色。

出现血尿，不要惊慌，一定要观察尿的颜色以及血尿伴随的症状，这些有助于判断血尿原因。如血尿同时伴肾绞痛者可能为尿路结石；伴膀胱刺激症状（尿频、尿急、尿痛）者，可能为尿路感染；血尿伴高血压者可能为急、慢性肾小球肾炎，急进型高血压病，先天性多囊肾，肾动脉栓塞，结节性多动脉炎等；血尿伴腰部包块者可能是肾肿瘤、先天性多囊肾；血尿同时伴有皮肤黏膜出血者，可见于败血症、感染性心内膜炎、流行性出血热、钩端螺旋体病、血液病等。

出现血尿，一定速去医院查清病因。去医院前，可以根据上述情况适当处理：①如果患者极度紧张，可口服安定5毫克镇静。②对伴有肾绞痛者，可给予阿托品、山莨菪碱等解痉药物，同时多喝水。③对于伴尿频、尿痛、尿急者，可口服氟哌酸处理。

慢性肾衰竭的家庭处理有哪些?

回答：慢性肾衰竭起病隐匿，症状不明显，所以常常被人们忽视。等到身体出现不能耐受的症状时，往往已经到了晚期。因此需做到早期预防、早期发现、早期治疗。

如果不幸你的家人得了尿毒症，那么一定到医院正规治疗。但在家有以下几点一定要做到：

（1）充分休息：尿毒症患者应保证充足的休息和良好的营养，不要从事力所不及的活动。

（2）避免有损肾脏的化学物质：要避免含有镉、氯仿、乙烯乙二醇和四氯乙烯的用品和环境。它们一般存在于杀虫剂、汽车尾气、涂料、建筑物和家用清洁剂中。

（3）限制含镉量高的食物，如由动物肝脏和肾脏制成的食物、比目鱼、蚌类、扇贝、牡蛎以及在污泥中长成的蔬菜。确保用来喷涂和工艺用涂料、染料不含镉。

（4）勿抽烟：烟对肾脏有害无益。

（5）采用低蛋白饮食：对尿毒症患者应给予低蛋白饮食，正常成人每公斤体重需要蛋白量1～1.5克，尿毒症患者只能进食0.5克／公斤以下，以减少体内氮质代谢产物的生成和潴留。

（6）选用蛋奶类食品：由于进食蛋白量少，因此应尽量选用营养价值较高的鸡蛋、牛奶等动物蛋白质食物，而不食用豆制品等植物蛋白。

急性肾衰竭的家庭应急处理有哪些?

回答:急性肾衰竭是指一类由多种原因引起的肾功能损害而导致血中尿素氮、肌酐升高及水电解质紊乱的急性尿毒症综合征。出现急性症状时,应及时处理。

(1)卧床休息注意保暖,防止受凉。

(2)神志不清及抽搐者,应专人护理,必要时以纱布包裹消毒木板塞入患者口中,避免患者咬伤舌头。

(3)急性心衰及水肿者,让患者保持端坐位,双下肢下垂或半卧位,可轮流结扎肢体,减少回心血量,减轻心衰症状。

(4)经上述紧急处理后应尽早送医院进一步诊治。

二、透析篇

什么是血液净化? 什么是血液透析? 什么是腹膜透析?

回答:血液净化,是采用各种方式,使血液中的代谢产物从血液中清除出去,包括的措施很多。1923年医学家最早发明了腹膜透析,随后又发明了血液透析。20世纪60年代后透析技术有了飞速的发展,目前血液净化已发展为包括血液透析、腹膜透析、血液滤过、血液透析滤过、连续性动静脉血液滤过、血液灌流、血浆置换等一整套的技术。其应用范围亦日益扩大,不仅用于急性和慢性肾衰竭,还用于各种原因引起的水电解质紊乱、药物中毒和肾移植前的准备以及自身免疫性疾病、重症肝炎等。

血液透析,简单地说就是使用机器,将血液从患者体内引出,使其通过透析器(俗称人工肾),血液在透析器的成千上万空心纤维管中流过,同时交换的透析液自管外的间隙中逆向流动。由于构成空心纤维管的半透析膜有一定的通透性，血液中的溶质与透析液中的物质可通过透析膜进行转运交换，从而清除血液中过多的水分和代谢废物，补充人体所需的物质，如碱性物质和钙离子。溶质转运后，又由透析机泵的作用，使净化了的血液回流到人体的血管中。由于透析过程中血液和透析液持续不断地流动，可使溶质交换持续进行，循环往返数小时，就达到了维持人体内环境稳定的作用。由于人体的新陈代谢一刻不停地进行，代谢废物不断产生，因此必须定期血透，一般每周透析2~3次，每次透析4~5小时。

　　腹膜透析（简称腹透）是利用人体天然的半透膜——腹膜作为透析膜，将一定配方的透析液注入腹腔，依赖透析弥散和超滤的作用，使潴留在体内的代谢产物及多余水分得到清除，以维持水电解质平衡而达到治疗目的。首先，医生在患者下腹部做一个小手术，将一根柔软的腹透管植入患者的腹腔内，治疗时腹透液的进出就是通过这根腹透管来完成的。由于腹膜是包裹腹腔的一层完整的膜，在其表面密布很多血管，透析时废物和多余的水分可从腹膜周围的血管内转移到透析液中而排出体外。通常每隔4~6小时将腹腔内透析液经腹透管放出体外，并再注入新的透析液。一般行连续性腹膜透析，这个过程是不间断的。

尿毒症患者何时应开始进行透析治疗？

　　回答：透析治疗是一种价格昂贵的治疗手段，过早透析需要大量的财力和物力，透析本身也可能带来一些相关的并发症。但是如果推迟透析开始的时间，则患者可能因尿毒症的各种致命并发症而危及生命。因此，把握何时透析至关重要。开始透析的基本原则是要在病情危重之前进行，尤其强调不要等到出现尿毒症严重的并发症时才透析。目前多主张当肌酐清除率为10毫升/分钟左右时即可开始透析治疗。其他参考指标包括：①血尿素氮在28.6毫摩尔/升（80毫克/分升）以上；②血肌酐在707微摩尔/升（8毫克/分升）以上；③有较严重的电解质紊乱，特别是血钾超过6.5毫摩尔/升；④有代谢性酸中毒；⑤出现水肿、血压升高、高容量心力衰竭等水潴留征象；⑥并发严重贫血（血球压积小于15%或血红蛋白低于50克/升）、心包炎、消化道出血、肾性骨病、周围神经病变及中枢神经病变（嗜睡、昏迷、抽搐、癫痫等）；慢性肾功能不全患者长期严格限制蛋白质入量，可使血尿素氮维持在较低水平，故一般不应以尿素氮高低作为开始透析的指标。而有些患者肌肉体积减少，明显消瘦，活动量又少，可使血肌酐值亦降低，所以亦不应单以血肌酐值高低作为开始透析的指标，而应以肌酐清除率为准。

尿毒症患者应如何选择透析方式？

回答：尿毒症患者应选择哪一种血液净化方法呢？在行肾移植之前，常用的血液净化技术有血液透析和腹膜透析，两种方法都有良好的治疗效果。都适宜于治疗尿毒症患者，可以部分代替肾脏功能，作为维持生命的手段，对大部分患者两种方法都是可以选择的。但亦各有其优缺点，应根据本人的具体病情、今后的治疗计划、居住地区的医疗条件、往返医院的交通状况等对透析方式作出初步的选择，最后由肾脏病专科医师做出最后的决定。在以后漫长的透析过程中，如果出现困难，也可以换为其他透析方式。一般来说，血液透析的优势在于其比腹膜透析能更快地清除体内的代谢产物和去除过多的水分。高效、方便是血液透析的最主要优点，但因为血液透析是间断进行的，每天去除水分和毒素均在短时间内完成，因而内环境波动较大，快速纠正电解质紊乱可能引起心律失常，且危重患者往往难以耐受快速脱水。对高分解代谢的患者及需要快速纠正电解质紊乱的患者来说，应首选血液透析。而腹膜透析可以24小时进行，但透析效率较低。不过血液透析和腹膜透析总的清除毒物和水分的效率无明显差异。腹膜透析这种连续性的特点，能使血液溶质成分和体内水分逐渐发生变化，故特别适用于血流动力学不稳定的透析患者，如老年人、糖尿病患者、心功能极差的患者。但有些患者可能因某些状况而不能进行腹膜透析，如腹部手术后的广泛粘连就不可能行腹透。

什么样的患者适合作腹膜透析？为什么越来越多的人选择腹膜透析？

回答：除了腹部有肿瘤或者严重营养衰竭者外，腹膜透析适合于所有尿毒症患者。然而，特别适用于下列患者：

（1）糖尿病患者：糖尿病是导致肾衰的原因之一，糖尿病患者一般都存在有血管硬化，管壁较脆弱，缺乏弹性，如果做血液透析治疗，为建立血管通路，需要反复穿刺血管，因此易诱发出血；加之做血透的时候需要使用肝素（一种防止凝血的药物），易引起糖尿病患者眼底出血，所以这些患者应该选择腹膜透析。此外，腹透时患者从腹透液里给予胰岛素比皮下注射胰岛素更方便、更少痛苦、更符合生理状况，故血糖控制理想。

（2）高血压患者：这些患者也同样存在有血管硬化、血管壁脆、血透穿刺难止血的问题；而且做血透的时候，患者的血压波动大，会对其他脏器带来负面影响。相反，腹膜透析治疗有利于保持患者血压的平稳，所以这些患者选择腹膜透析较好。

（3）心脏病患者：血透时患者的血压波动大，会增加心脏的负担，严重者可引起心力衰竭、心律失常。腹膜透析由于无需进行体外循环，心血管的稳定性好，因而它是伴有严重心血管疾病患者首选的透析方法。

（4）老年患者：老年人一般都存在血管硬化，而且许多都伴有高血压、心脏病。老年患者也不适于往返医院，所以腹膜透析是比较合适的选择。另外，喜欢自由活动、住家离医院较远、或还在上班或上学，以及喜欢旅游的患者也适于选择腹膜透析。

残余肾功能是肾衰患者长期生存的一个重要指标，残余肾功能的保留可以减少透析的强度，提高透析的充分性，同时可继续帮助生成红细胞，排出透析不能排出的某些小分子毒素。而腹膜透析在保护残余肾功能方面优于血透。因此，对于还有一部分残余肾功能的患者，腹膜透析是比较好的治疗方式。腹膜透析有以下一些优点：①由于腹透操作很简单，患者自己在家就可以为自己治疗，因此时间安排灵活，不影响正常生活。腹透对毒素和水分的清除是缓慢而持续的，内环境变化小，患者的感觉更接近正常，而且饮食及饮水上的限制较少。有些患者甚至可以继续工作或学习。②可以减轻心脏的负担，减少心力衰竭、心绞痛和高血压的发生机率。③有利于纠正贫血，减轻贫血症状。由于清除中、大分子毒素效果好，故纠正贫血程度优于血透治疗，患者贫血所引起的无力、厌食、头晕、耳鸣等症状也较轻微。④腹透减少了交叉感染的危险。血液透析中心有时会发生交叉感染，如感冒、肝炎、肺炎等。腹透患者因治疗相对独立，不必与其他患者接触，发生交叉感染的危险性较低。⑤节省医疗费用，减轻家庭及社会负担。腹透最大的威胁是感染，感染会导致腹膜炎。随着医疗技术的不断进步，现在使用的腹透产品——双联系统，已经大大减少了腹膜炎的发生率，所以近年做腹膜透析的肾衰患者也越来越多了。

腹膜透析可以在家中进行吗？如何培训？家庭腹膜透析需做哪些准备？

回答：腹膜透析具有设备简单、安全易行、经济方便、对机体的内环境影响小等特点。培训患者或家属进行家庭腹膜透析是慢性肾衰竭治疗的一个重要方面，严格选择患者是家庭腹透成败的关键。慢性肾衰竭患者经过腹腔插管，进行腹透治疗一段时间后，可选择下列患者进行家庭腹透培训：①临床症状显著改善，如食欲增加、水肿消退、高血压得到控制；②各项生化指标控制满意；③患者本身或家属具有一定文化水平；④家庭卫生条件较好；⑤无腹膜透析后的并发症。

家庭腹膜透析的培训，理论方面要向患者或家属讲述与疾病有关的医疗知识和腹透的基本原理，要求患者树立正确的无菌观念，了解污染和消毒的概念，使患者了解腹膜感染的发病机制，掌握有关透析管的保护方法，认识腹膜炎的早期症状和体征。培养患者良好的卫生习惯是培训的另一方面。重要的是让患者熟练掌握腹透的每一个操作步骤。此外，患者还要掌握腹透的饮食配给，经常测量自己的血压和体重。一般来说，培训患者进行腹透的家庭透析较血透容易得多，一般2～3周就可以了。所有需进行家庭腹膜透析的患者，通常先住院治疗，待透析基本充分后（由医生确定），接受至少2周的家庭腹膜透析技术训练。定期门诊：①每2周回医院透析专科门诊复查，以便接受医生检查并进行透析方案的具体指导；②无论发生何种并发症或意外，患者都须回透析病房接受医生的检查与治疗。

家庭换液环境的布置应做到以下几点：①换液场所及家具要保持清洁，采用湿布抹尘，用干布抹干，不要堆置多余杂物；②要有足够的地方放置腹透所需物品（双联系统、蓝夹子、碘伏帽）；③光线要充足；④更换透析液时，应避免尘土飞扬，故需关闭门窗，不可扫地，停止使用风扇及不要坐在空调出口处，并避免动物或其他人在换液范围内走动（操作者应戴口罩）；⑤选择一个固定的、舒适的换液位置。

腹膜透析患者如何注意个人卫生？

回答：每天洗澡时应用淋浴方式，因使用浴缸泡澡容易导致导管出口处感染。洗澡前应先除去纱布，检视隧道及导管出口处是否有红肿、痛、渗出液等异常现象。

（1）感染或未愈合完全的导管出口处：①以人工肛袋将出口处覆盖保护，如用分离式管组则应将短管置于人工肛袋内；②以一般淋浴法清洁全身、擦干；③施行导管出口护理。

（2）正常的导管出口（半年以后出口处愈合良好）：①导管固定；②淋浴全身（除导管出口处附近皮肤）；③将上身擦干；④以香皂或沐浴露由内向外搓洗导管出口处周围皮肤；⑤以清水由上往下淋，冲净；⑥以清洁巾或无菌纱布轻轻抹干导管出口处，再擦干全身；⑦施行导管出口护理。

（3）手的卫生指甲要剪短，以免积藏污垢。

（4）衣服应保持清洁，内衣裤每天更换、清洗，不应穿紧身衣服（特别是接近导管出口处部分），以免造成压迫性炎症反应。

居家腹膜透析常见的异常情况有哪些？

回答：如出现以下病情征兆，必须与医院联系或返回医院就诊：

（1）腹膜炎表现：①排出透析液混浊不清；②腹痛；③发热。

（2）隧道及导管口感染表现为：①局部皮肤发红；②红肿或呈现肉芽；③流脓或有分泌物；④疼痛。

（3）血压、脉搏异常：①头晕；②心口痛（胸痛）；③心跳快速（心悸）；④呼吸困难。

（4）体重异常，如超过理想体重或低于较多，应留意是否有以下表现：①积水症状。最明显的表现是在脚踝及面部出现水肿，还应注意是否还有透析液排出过少（脱水太少）、血压过高、体重突增。②脱水症状。早期脱水呈现口干及头晕现象，应注意是否还有透析液排出过多、血压过低、体重突降、心跳加快。严重的脱水会引致皮肤松弛，缺乏弹性。③排出液异常。常见的表现有纤维块的浮现（由蛋白质在体内凝结所造成），可能会阻塞透析液的管道，导致透析液出入困难；排出液呈红色，可能由于腹膜内有毛细血管破裂，导致微量血液进入透析液中，这种情况亦可能发生于女性行经期间，应立即连续冲洗3袋透析液，再行观察，若排出液继续呈现红色，则应与医院联络。④其他可能发生而需要报告的情况。透析液流出或灌入困难，可能由于导管的位置偏差、扭折或阻塞所导致；疼痛，如腹痛、头痛、肩痛或腰痛；导管出口处渗水；输液管组或导管破裂；管组脱落；腹透管与钛接头脱落，需将腹透管外端与钛接头浸泡在消毒液中5分钟；外接短管与钛接头脱落，需将短管与钛接头浸泡在消毒液中5分钟。

（5）污染：①输液管组的接头受污染，例如在换液过程中，接头接触到未经消毒的物体；②输液管接头接上后才发觉新袋内有透析液水。如遇有接头异常分离或污染的情况，应立即关闭流量控制夹及用蓝夹子夹住导管（靠近导管出口处的位置），然后咨询医生。

腹膜透析有哪些常见的并发症？

回答：腹膜透析常见的并发症如下：

（1）腹膜炎是腹透的主要并发症，是腹透的主要障碍。腹膜炎分为细菌性腹膜炎、真菌性腹膜炎、结核性腹膜炎和化学性腹膜炎4种，其中以细菌性腹膜炎最为常见（占70%～95%）。通常所说的腹膜炎，多指细菌性腹膜炎。腹膜炎一般容易治愈，但它毕竟对患者是一种额外的消耗。腹膜炎时丢失的蛋白质比平时多5～10倍，纤维蛋白凝块增加，引起透析管堵塞，引流不畅，使腹膜粘连和肥厚，造成分隔，使透析面积减少，是造成腹透失败的主要原因。近几年随着腹透技术的改进，Y-set管路及O-set管路的应用，使腹膜炎的发生率明显下降，可降至每年每个腹透患者仅发生0.5次。

（2）透析管引流不畅。常见的透析管引流不畅原因有：①透析导管堵塞：纤维蛋白凝块阻塞透析管，或者大网膜包裹透析管发生阻塞。②透析管位置不当：正常情况下透析管末端应置于膀胱直肠陷窝或子宫直肠陷窝。若位置过浅，则造成引流障碍。③透析管扭折或受压：透析液输入导管和引流导管扭折或受压，均可使入液或引流液障碍。④透析管移位：透析导管飘移在右上腹或左上腹部，表现为入液无障碍而引流障碍，患者须采用侧卧位才能引流出来。⑤功能性引流障碍，可能与肠功能障碍有关。

腹膜透析过程中出现腹膜炎的病因有哪些？如何诊断和治疗？

回答：腹膜炎的发生除细菌感染外，还与腹膜的防御机制受干扰、患者免疫功能低下有关。目前公认的病因有以下几个方面：①腹膜防御机制受干扰。透析液的多次交换改变了腹腔的生理环境，腹膜巨噬细胞的破坏清除增加，补体活性降低，腹腔液中调理素浓度降低，丢失增加，这些改变对患者的特异性和非特异性免疫功能都产生不利影响，使腹膜对细菌产生易感性。②免疫功能低下。据报道，迟发型变态反应皮肤试验低下者，发生腹膜炎的概率明显高于反应高者，可能与患者免疫功能低下、低蛋白血症、巨噬细胞抑菌功能减弱有关。③细菌感染。感染途径多为管道内感染和管道周围感染，与操作者的熟练程度、严格的无菌观念和透析器具的绝对无菌有很大关系。

腹膜炎的诊断主要根据患者的临床表现、透出液的常规化验和细菌学检查结果作出诊断。1987年全国血液净化会议提出持续性不卧床腹膜透析并发腹膜炎的诊断标准如下：

（1）感染性腹膜炎具有下列3条中2条者可确诊：①有腹膜炎的症状和体征；②透出液混浊（宜选用每日首次2000毫升进液，经腹腔内停留3小时透析后透出液丢弃10毫升后的标本）；或其白细胞计数超过0.1×10^9/升，其中多核白细胞＞50%（按腹水常规检查）；③微生物学检查（包括真菌、需氧菌、厌氧菌和微嗜氧菌培养）阳性。若诊断真菌性或结核性腹膜炎，则必须具有微生物学的证据。具有上述3条中的任何一条者为疑诊。

（2）化学性或内毒素性腹膜炎寻找到化学性或内毒素污染等原因，并经更换适合的透析液在2个月内缓解或痊愈者，可分别诊断为化学性或内毒素性腹膜炎。

（3）腹腔嗜酸粒细胞增多症透出液白细胞瑞氏染色后，中性粒细胞少于50%，嗜酸性粒细胞多于15%，不经治疗可自行缓解或痊愈者，可诊断为腹腔嗜酸性粒细胞增多症。

及时有效地治疗腹膜炎，可以防止腹膜粘连、肥厚和丧失功能。因此，一旦发生腹膜炎，应及早开始治疗。其治疗方法包括应用抗生素和冲洗腹腔。当有腹膜炎体征时，应迅速冲洗腹腔，采用1.5%透析液1000毫升连续冲洗腹腔1～3次，但不必过度冲洗腹腔，以免降低腹腔自身的防御能力；同时，加入肝素5毫克/升，以防止蛋白凝块堵塞腹透管。

细菌性腹膜炎常采用腹腔内应用抗生素，但在伴有全身症状时也可同时静脉用药。在培养结果未知时，常首先选用针对革兰阳性菌，如葡萄球菌属或链球菌属和非厌氧性革兰阴性杆菌的抗生素，大多数用头孢菌素加氨基苷类或万古霉素加氨基苷类抗生素。由于近年来表皮葡萄球菌对甲氧苯青霉素和头孢菌素的抗药性增加，因而更广泛地选用万古霉素治疗革兰阳性菌的腹膜炎。84%的细菌性腹膜炎采用上述治疗可治愈，无效的患者往往为革兰阴性菌腹膜炎。抗菌治疗的疗程无对照研究，通常革兰阳性菌腹膜炎用药7~10天，而革兰阴性菌用药10~14天，或者当透析液转清后再用药5天，也可采用培养阴性后继续用药7天的方案。反复发作的腹膜炎，往往伴有导管外口及隧道感染，或伴有腹腔内炎症性病变。在应用足量抗生素无效时，应拔除腹透管。导管拔除后，腹膜炎常可治愈。部分患者腹膜炎难以治愈或反复发作，当拔除植入的腹透管后，常可治愈。任何病原菌均可有此种现象，但链球菌、假单孢菌属和真菌感染，尤需拔除导管。必须置管者，可在拔除腹透管2~3周后，再重新置入新导管。

分枝杆菌或真菌性腹膜炎较少见，常有持续性腹膜炎症状，如透析液混浊，细菌培养阴性，常规抗感染治疗无效，采用两性霉素B或5-氟胞嘧啶等抗菌治疗，疗效有限，往往需拔除腹透管。近年有新的抗真菌药（如氟康唑等）用于临床，具有明显的临床疗效，提高了真菌性腹膜炎的治愈率。

老年慢性肾衰患者腹膜透析有哪些优势？

回答：与血液透析比较，接受腹膜透析的老年患者在死亡率、存活率、发生心脑血管事件及感染等方面并无明显差异，但腹膜透析方式适宜老年患者的优势有以下几个方面：①安全、方便、操作简单、易于培训；

②无体外循环及短时快速超滤脱水，透析中无急剧的血流动力学变化，因而造成危及生命的严重并发症少；③持续性不卧床腹膜透析患者内环境稳定，故透析失衡少；④较好地保持患者的残余肾功能，高血压易于控制；⑤促红细胞生成素使用量少，贫血纠正快；⑥不需建立血管通路，无需抗凝治疗；⑦腹膜透析以家庭为主，活动自由，生活能合理安排，心理负担少，生活质量改善快；⑧糖尿病肾病患者可通过腹腔内给药途径理想控制血糖。

血液透析血管通路的种类有哪些？

回答：血管通路有以下几种：

（1）临时性血管通路：是一种快速建立、暂时使用的血管通路，是将穿刺导管直接穿刺入身体的大静脉或大动脉使其达到足够的血流量，以满足血液透析需要的方法，特别适用于急性药物、毒物中毒需用血液透析或血液灌流者，以及急性肾衰竭伴高容量心力衰竭需紧急作单纯超滤脱水以及连续性动静脉血液滤过者。其缺点是偶尔发生血肿、感染、穿刺管腔内血栓形成等并发症，故只能短期应用。

（2）动静脉外分流：简称动静脉外瘘管，是血液透析发展初期的主要通路。优点为手术简单，术后就可立即使用，连接透析器方便，不需要穿刺血管。但由于导管本身的异物刺激，长期留置易发生感染、血管内膜增生纤维化和血栓形成等并发症；反复透析后，动静脉连接导管易松脱引起大出血。多数外瘘管使用寿命在1年之内，少数可达2～3年。由于该通道显著的缺点，目前国内外已基本废弃使用。

（3）动静脉内瘘：是目前应用最为广泛的透析患者血管通路。常选用前臂桡动脉和头静脉作动静脉内瘘，手术数周后静脉扩张，管壁增厚，可在已动脉化的静脉血管中反复穿刺，多选用非优势侧前臂。内瘘最为安全，应用时间最长，据统计透析3年后65%～75%的内瘘仍可使用。但部分患者，如糖尿病肾病或严重动脉硬化者，特别是肥胖而静脉较细较深的老年患者，以及静脉栓塞或反复穿刺致血管狭窄者，手术较为困难，有可能不能建立起可供使用的动静脉内瘘。

（4）血管移植：当不能利用患者自身的血管建立动静脉内瘘时，可选用自身、异体以及人造血管搭桥造瘘。据统计移植血管的长期（3年）开放通畅率仅3%左右，大大低于动静脉内瘘的通畅率（70%左右）。故除非自身血管条件太差，迫不得已，血管移植不作为首选。其中用于移植的自身血管、同种异体血管因为取材较为困难，血管大小和长度不易掌握，且术后易形成血管狭窄等并发症，已极少使用。目前已有越来越多的患者使用人造血管移植，这种血管的口径大小及长度可随需要选用，是一种较为理想的血管材料，缺点是价格昂贵。

以静脉插管为临时性透析通路的患者需要注意哪些问题？

回答：急诊抢救透析、药物中毒、内瘘尚未建成或内瘘未成熟的尿毒症患者，医护人员常常采用经皮静脉穿刺建立临时性透析通路。这种通路的优点是：安全可靠，方法简单，经过数分钟的操作即可完成，患者痛苦少，保留时间长，血流量满意，一般可达250毫升/分钟以上。由于静脉插管是这些患者的生命线，因此要特别注意保护。为防止感染，每次透析前仔细消毒导管和周围皮肤，包括穿刺处皮肤、导管与皮肤交连处上下至少10厘米。透析前应先用注射器分别从动静脉管腔中各抽吸2～3毫升的血液弃之不用，这样既可抽出导管内已形成的血栓以免进入体循环，又可吸出上次透析后注入的肝素，然后接动脉血路管开始透析。对于透析中血流量不足者，应先严格消毒，再调整插管的位置，嘱患者导管外脱时不可随意放入，应找护士严格消毒后再插入。每次透析间期要认真换药。值得强调的是，肝素封管是防止因凝血而导致插管失败的主要环节，了解双腔管管腔容积很重要。若容积为2～5毫升，则每次透析结束后需将2毫升内含100毫克的肝素抽入注射器内，再抽吸3毫升生理盐水共5毫升，然后在每个管腔内注入2毫升高浓度肝素封管。不需马上透析的患者可以用高浓度肝素盐水封管，无菌纱布敷盖，将管口用无菌纱布裹紧，胶布妥善固定。患者在留管期间，要注意局部卫生，特别是洗脸时水不要流入插管部位，千万避免不慎将插管拔出，否则可能引起大出血。

如何才能做到充分透析？

回答：判定透析是否充分的指标有以下两个方面：

（1）临床指标。①临床症状：全身情况和营养状态良好，无明显的临床症状，有一定的独立生活和工作能力。②血清氮化合物水平：血尿素氮在透析前为28.6毫摩尔/升以下为宜，高于此值可能透析不充分，透析后下降至正常水平为佳。③电解质、酸碱平衡：透析前血钾、磷、镁偏高，血钙偏低，pH值偏酸，透析后血钾偏低，血钙、磷、镁接近正常，pH值偏碱。④干体重：透析后经过脱水达到理想干体重。每次透析至干体重既可使透析充分，又可以防止透析并发症的发生。⑤贫血程度、血压水平：透析后贫血程度能够耐受；不用或少用降压药能维持血压正常。

（2）定量指标。①透析指数（DI）：DI<1，患者发生周围神经病变，提示透析不充分；DI>1，提示透析充分。②时间平均尿素浓缩（TACurea）<17.9，提示透析充分，其心血管、胃肠道并发症及死亡率均低于TACurea>17.9者。③Kt/V指标：Kt/V在1.2～1.5之间表明透析充分。④蛋白分解代谢率（PCR）：PCR在1.1～1.3克/（天·千克）之间表明透析充分。这些指标应请你的医生帮你算出来。

透析的充分与否主要与透析时间、透析膜面积、血流量、透析液流量、透析器性能等因素有关。因此血液透析患者要注意以下几个方面：①严格按规定的时间完成透析，不掐头去尾，不提前降低血流量，不随意减少透析次数；②有条件和能耐受的患者可使用高流量大面积透析膜的透析器；③血流量至少250毫升/分钟，内瘘条件好、心脏功能佳的年轻患者血流量可达350毫升/分钟。部分患者血流量一偏大就感到心里难受往往是一种心理感觉。一般来讲，血流量在250～350毫升/分钟之间是安全的；④透析液流量不低于500毫升/分钟，这一点大多数血透中心都能达到；⑤如上述条件都满足仍透析不充分，可能与普通透析不能有效彻底清除中分子毒性物质有关，此时可换用或间歇采用血液滤过或血液透析滤过。

老年人血透应注意什么问题?

回答：近年来血液透析中的老年患者有增多的趋势。台湾有人做过统计，超过65岁的透析患者约占总血透人数的四分之一。由于这些老人除了肾脏问题外，常伴有高血压、糖尿病、心脏病、脑血管病、痛风及关节炎等，这些都增加了透析的难度。

首先，老年患者伴有的心脏病变如冠心病、心肌病变、心室肥大等使心功能减退，在血透的过程中易出现心绞痛、缺氧及低血压，超滤水分稍多就会发生顽固性低血压以致休克抽筋甚至危及生命。因此，患者平时应尽量维持体重的变化在干体重的上下3%范围之内，使透析脱水的量较小，这样透析前后机体内环境的变化较小，发生不良反应的机会就少。透析时缓和的超滤脱水、透析中钠离子浓度的调整及给患者吸氧气都有助于透析的顺利进行。当然，最重要的是医护人员保持高度警觉，细心操作，殷勤问候，随时处理突发事件。

其次，由于血液通路为患者的生命线，维护其功能正常是使血液透析进行下去的前提。老年人血管硬化，动静脉瘘管手术成功率低，所以人工的血管通路就常应用于老年患者身上。对皮下埋置导管或静脉插管要千万小心，防止感染、出血和血栓形成。

再次，对老年患者来说，透析须特别注意可能会造成透析不足的因素，包括：因对年龄的担心而设定较低的透析量，血管通路狭小造成血流量不足或再循环的透析，以及透析中因患者发生低血压或其他因素而经常中断透析或提早结束透析等。

血透患者应辅助使用哪些药物？

回答：尿毒症患者进入平稳血透期以后，是否只靠血液透析就行了呢？

由于单靠血透并不能纠正贫血，对高磷血症、低钙血症、高尿酸血症和代谢性酸中毒也只能部分纠正，有时血压不降反升，除了每周的常规2～3次血透之外，还应辅助使用以下药物：

（1）促红细胞生成素：为患者纠正贫血最有效的药物，可避免输血，增强体力，提高患者生活质量。

（2）铁剂：一方面是配合促红细胞生成素治疗所必需，另一方面透析结束回血时由于透析器和血路中有残血以及反复抽血化验，可造成铁剂丢失，故必须补充铁剂。

（3）磷结合剂：患者的高磷血症可加重低钙血症和引起继发性甲状旁腺功能亢进，导致肾性骨病，光靠透析和限制食物中磷的摄入是不能完全纠正的，因此应口服磷结合剂。

（4）活性维生素D_3制剂：可促进胃肠道对食物中钙的吸收和拮抗甲状旁腺功能亢进，为纠正低钙血症所必需。

（5）碱剂：为了纠正透析间期的酸中毒，防止体内酸碱平衡波动太大造成失衡，血透间期应每日口服碳酸氢钠1～3克，并注意复查血气，了解酸碱度变化。

（6）降尿酸药物：患者体内的尿酸在透析间期可因进食肉类再度升高，如明显升高，可引起痛风发作，故应常规服用别嘌呤醇等药物。

（7）维生素：血透可使水溶性维生素从透析液中丢失，应予适当补充，如维生素B_1、维生素B_6、叶酸等。

（8）降压药：采取限盐限水和充分透析等措施仍不能控制血压甚至血压不降反升时，应加用降压药物，一般首选钙离子阻滞剂（如心痛定、络活喜），其次选用血管紧张素受体拮抗剂（如科素亚），还可选用血管紧张素转换酶抑制剂（如开搏通、洛汀新）和中枢性降压药（如可乐定）。

血液透析患者自己应该注意哪些问题？

回答：第一，要掌握每月的血液化验结果。首先，看透前透后的肾功能变化，如果透析效果好，每次透析血清肌酐和尿素氮的清除应达50%～70%。如达不到或相差甚多，就应按医嘱，或增加透析时间，或加大透析时血流量，或换用较合适的透析器。此点不可大意，因为透析是否充分直接关系到患者体质下降的速率。再注意电解质是否失衡，并依此为据调整饮食成分或用药。其次，看肝功能、血浆白蛋白水平、血红蛋白等，以了解患者的营养情况。

第二，在与医生配合好治疗的同时要加强自我学习，掌握肾脏疾病和血液透析的相关常识，增强自我保健意识，如正常透析应注意什么，患者可能出现哪些并发症，如何治疗，如何预防等，尽可能使自己成为自己的保健医生。

第三，特别要注意保护血液透析患者的生命线——动静脉瘘。一个完好的血管通路可减少许多不必要的麻烦和痛苦，减少住院次数。要了解自己的动静脉瘘的血流量大小，血管是否充盈。透析后适当按压针眼。

第四，稳定自己的干体重和透析时的脱水量。经过一定时间的透析后应能摸索出自己所能耐受的最大脱水量，一般年轻患者最大脱水量应小于体重的4%，老年患者应小于体重的3%。

第五，如果患者合并心血管疾病则一定要提高警惕，如有脑血管病、冠心病、心绞痛发作更是稍有不适就要及时就医，并含药吸氧，把疾病控制在大发作之前。总之对透析患者来讲，医生不可能随时跟着你，必须掌握一些急救知识，及时与医生保持联系并与之密切合作。

三、肾移植篇

什么是肾移植？肾移植的类型有哪些？

回答：因各种肾脏疾病引起慢性肾衰竭导致尿毒症发生，经一般治疗无效，都可以进行肾移植来挽救生命。肾脏是生命的必需器官。肾衰竭致使机体不能进行正常代谢，体内的毒素不能排出，严重时甚至危及生命。目前采取的治疗方法一是通过人工肾排毒，也就是平常所说的血液透析；另外一种就是肾移植。

肾脏移植（俗称换肾），就是把一个来自供体的健康肾脏"安装"到尿毒症患者的体内，代替病变肾脏的功能。只要成功地植入一只肾脏，它将发挥正常功能，满足患者生理代谢的要求。肾移植在诸多器官移植中是最为成功的，因为肾移植手术在技术上要求比较简单。同时，由于每个人都有两个肾脏，使患者有可能得到亲属提供的活体肾脏，较易解决组织相容性问题。此外，在术前和术后都可以采取透析疗法解决体内代谢产物聚积的问题，这就成为肾脏移植手术的坚强后盾。肾脏来源有以下几种：

（1）尸体肾移植：也称同种异体尸体肾移植。

（2）亲属肾移植：有血缘关系之间的肾移植，多是活体供肾，如父母给子女供肾，兄弟姐妹之间的供肾，子女给父母亲供肾。

（3）自体肾移植：如肾动脉狭窄引起的高血压或大动脉炎引起的肾性高血压，内科治疗无效者，将位于肾窝内的肾取下，经血管修整后移植到髂窝处，既矫正了肾动脉狭窄，又保存了有功能的肾，同时也缓解了由肾血管狭窄引起的高血压。自体肾移植术后不必应用免疫抑制药物。

（4）夫妻间肾移植：结婚一年以上，有过生育的更好。应血型相同或供者为O型，但要做HLA配型。

哪些人适合做肾移植？哪些人不适合？

回答：原则上任何肾脏疾患引起不可逆的肾衰竭均可考虑肾移植治疗，但最好从下述几个方面加以选择。

（1）适合作肾移植的原发病是慢性肾小球肾炎，移植后年存活率可达90%以上。其次是慢性肾盂肾炎及间质性肾炎，但必须彻底控制感染及原发病后才考虑行肾移植，多囊肾患者行移植有时需切除病肾。

（2）年龄无绝对限制，但以15～55岁最为合适。

（3）健康状况。①心血管系统：晚期肾病患者约8%的人患有高血压，其中大部分可经血液透析得以纠正，但仍有少数患者血压不能降至正常，可能是血浆内肾素升高的缘故，必要时可切除双肾。②溃疡病：移植后应用大量激素可引起上消化道溃疡出血，增加移植后危险性。因此，如患有消化道溃疡的患者应先治愈，然后再考虑移植。③感染灶：患者系统检查呼吸道、泌尿道有无感染灶存在。如存在感染，须采取措施，予以治愈。④乙肝和（或）丙肝病毒携带者：移植术后可导致病毒复制，加重肝损害，使肾移植患者术后免疫抑制剂应用困难，应慎重考虑。⑤组织配型：与供肾者的组织配型良好者。

对不能耐受手术的患者不能进行肾移植，如病情极其危重者、顽固性心力衰竭者、慢性呼吸衰竭者。由于肾移植后均要使用免疫抑制剂以预防排斥反应，因此，患有某些应用激素和免疫抑制剂可使病情恶化或不能耐受免疫抑制剂药物者，均不宜行肾移植。如全身有严重感染者或慢性感染迁延不愈、肺结核、十二指肠溃疡、支气管扩张、慢性活动性肝炎、肝硬化等。对于有严重血管病变、结节性多动脉炎、严重泌尿系畸形难以用手术矫正者，也不宜行肾移植。此外，对于患有精神分裂症不能配合治疗者、有凝血功能缺陷病、原发性草酸盐尿症、获得性免疫缺陷病以及转移性肿瘤等，均不宜行肾移植。

尿毒症患者换肾时机如何选择？

回答：许多等待肾移植的患者都急于早做手术，这种心情是可以理解的，但肾脏移植的选择是有科学的，并不是越早越好。在肾移植门诊，有时尿毒症患者会问："我的肾功能已进入尿毒症期，要靠透析来维持生命，听说换肾后生活质量如常人，能否早点给我换肾？这样既干脆又省钱，还少受痛苦不更好吗？何必要透析呢？"

其实，尿毒症的换肾时机并非越早越好。肾炎是一种免疫异常性疾病，通常在肾炎患者血液中存在抗体或免疫复合物，肾脏损害还在进展中，此时做肾移植，恐怕新的肾脏会患同样的肾病。为了减少移植肾的复发，对这种肾炎，一般要透析3～6个月，希望在这段时间里血循环中的抗体和免疫复合物消失，使移植肾保持长久和健康。其次是慢性肾小球肾炎发展至尿毒症期，此时尿毒症毒素潴留较多，并有酸中毒等内环境紊乱，严重危害体内各个系统器官的正常功能。因此，有医疗条件的患者，应力争早日透析治疗，替代部分肾脏功能，以减少尿毒症所致其他系统的并发症，从而提高换肾后的远期治疗效果。

此外，应注意纠正贫血。透析不能纠正患者的贫血状态，严重的贫血可影响肾移植的准备，输血可以暂时纠正贫血状态。近年来认为术前给受者输全血可以提高移植肾的存活率，但输血也有缺点：一是同时输入毒性抗体，二是感染肝炎的机会增多。近年人类基因重组促红细胞生成素应用于临床，可较好地纠正贫血，使移植前输血的患者大大减少。此外，要加强饮食治疗，给予富含营养、易于消化的食物，积极治疗高血压、高血脂，改善心功能状态，清除感染病灶等。

肾移植的最佳时机，要依各人的体质、尿毒症的病情、各器官功能的健康状况和透析时间而定。所以，不能一概而论，一般由肾移植医生根据每人的具体情况做出决定。肾移植前应进行积极治疗，争取最好的移植效果。

活体肾移植有哪些优越性？

回答：首先，组织配型适合程度高。人类组织相容性抗原的不同是导致排斥反应的免疫学基础，组织配型的适合程度明显影响移植肾的长期存活。由于遗传学的规律，人群中无血缘关系的HLA相同者极少，而亲属中就多得多。如父母与子女之间可有一个单倍体相同；同胞之间，一个单倍相同的机率为50%，两个单倍体完全相同或完全不同的各占25%。选择组织配型好的亲属供肾，能降低术后排斥发生率。

其次，供肾质量好。供肾质量直接影响移植效果，其取决于供肾切取前有无休克、热缺血和总缺血时间的长短、供肾的完整性及灌洗情况等。活体亲属供肾术前对患者进行全面体检，了解供肾动脉、静脉、肾盂及输尿管有无解剖变异，从而保证所取供肾的完整性。供、受体同时手术可缩短总缺血时间，热缺血时间控制在一分钟之内。灌洗时间和灌洗容量可准确控制。供肾切取前无休克状况，血供良好。这些因素都有助于术后移植肾功能早期得到良好恢复。

再次，免疫抑制剂用量减少。由于术前能充分了解供、受体的免疫状况，选择合适的组织配型，适时地对供、受体术前进行免疫学处理，术后排斥反应发生率明显下降，免疫抑制剂用量减少，从而降低药物对机体产生的副作用。

最后，还有一个很大的优势。是活体亲属供肾可按接受者的身体情况安排手术时间，不需长期等待而丧失移植时机，术前有充足的时间完成血型检测和PRA、HLA、CDC等免疫学检查，可防止超急性排斥反应发生。有时术前还可行特异性供体输血或特异性的骨髓输法等供体免疫学处理，试图诱导免疫耐受，从而减少术后排斥反应发生率和降低排斥反应程度。

亲属肾移植，像妇女生孩子一样，既要照顾大人，又要顾及孩子，具体讲，就是既要保证亲属供体身体不受更大损害，又要以移植肾脏保证受者顺利康复，达到两全其美。活体亲属供肾移植对医务人员和移植专科医生要求更高。除了考虑移植手术的方便外，在保证亲属供肾质量的同时，还应确保亲属供者生命安全及术中、术后恢复顺利。为此亲属供者术前应作好充分准备。术前检查除常规项目外，需行双肾B超、ECT、腹部平片、螺旋CT检查，以了解双肾有无畸形、结石，肾功能及肾血管有无异常。

有人担心，献出一个肾脏是否影响亲属供者的健康？权威人士指出，对健康者来说，献肾对身体影响不大，手术同肾脏疾病本身单侧肾切除结果相同，随着医学技术的进步，随着肾脏代肾移植术后远期并发症及预防性增大，亲属供者可在3～6周恢复正常，各种并发症极少。

肾移植前都需做哪些准备？需要做哪些配型检查？

回答：肾移植前需要做以下准备：

（1）充分地血液透析，改善心功能、纠正贫血和控制血压。

（2）根据患者的状况选择性的进行肾移植前手术，包括原肾切除、脾切除、胆囊切除、解除尿路梗阻和纠正膀胱功能障碍等手术。

（3）术前进行血型、HLA（组织相容性抗原）分型和淋巴细胞毒试验等检查。

（4）进行血尿常规、肝功能、肾功能、凝血功能、免疫学检查。

（5）进行胸片、心电图、超声心动图、肝胆胰脾肾B超检查。

（6）病原学检查：HBV、HCV、HIV、CMV、EBV、HPV、TB及咽拭子、痰、清洁中段尿培养等。

（7）术前或术日进行一次血液透析。

（8）术前1日根据患者的不同情况开始服用免疫抑制剂。服用的药物有：硫唑嘌呤或环磷酰胺或霉酚酸酯（骁悉）或百令胶囊等。目前以骁悉+强的松龙+环孢霉素A的三联用药较好。

由于移植肾供体和肾移植受体间存在着抗原的差别，是肾移植后排斥反应发生的基础，排斥反应的发生直接影响着移植肾的存活。在人类与移植有关的主要有红细胞ABO血型抗原系统和人类白细胞抗原系统（简称HLA）。为了避免或减少肾移植后发生排斥反应的可能，取得肾移植的成功和使移植肾长期存活，肾移植前必须进行包括有血型、淋巴细胞毒试验、人类白细胞抗原（HLA）系统和选择性进行群体反应性抗体（PRA）检查等多种配型。肾移植首先要求供体和受体间的血型要符合输血原则：O型接受O型、B型接受B型或O型、A型接受A型或O型、AB型可以接受AB型或A型或B型或O型。肾移植要求受者血清与供者淋巴细胞毒试验阴性。肾移植如果有可能，要求尽可能多的HLA位点相同。PRA阳性者要确定针对性的抗体，在进行HLA配型时尽量避免有抗体的位点。

肾移植抗排异药物有哪些?

回答：肾移植的抗排异治疗就是免疫抑制治疗。适用于除同卵孪生者外的任何肾移植患者。常见药物有：

（1）硫唑嘌呤：是应用最广的抑制器官移植排异反应的药物。术前晚即需开始口服。

（2）肾上腺皮质激素：常用强的松。一般主张在移植当天开始给药。通常是先用较大剂量，以后逐渐减少，必要时可采用甲基强的松龙冲击疗法。

（3）环磷酰胺：治疗急性排异反应可采用环磷酰胺冲击疗法，小剂量时可预防慢性排斥反应。

（4）环孢素A：为肾移植术后首选的抗排异药物，但需在用药过程中定期监测血药浓度，根据血药浓度使用环孢霉素A有利于提高疗效，减少毒性反应。

（5）其他抗排异反应的药物：有抗淋巴细胞球蛋白、单克隆抗T细胞抗体、FK506（他克莫司）等。价格昂贵，适用于移植肾功能延迟恢复及高危的肾移植患者。

持续应用免疫抑制剂是移植肾长期存活的必要条件，肾移植患者千万不可擅自停药，并应定期到医院复诊检查，向医生汇报病情及服药情况。

肾移植术后的排斥反应有哪些表现？如何防治？

回答：当移植了他人的肾脏，这种"非己"的器官会受到体内以淋巴细胞为主的免疫活性细胞的"攻击"。这就是医学上所称的排斥反应。排斥反应大致可分为四种：超急性排斥反应、加速性排斥反应、急性排斥反应及慢性排异反应。

（1）超急性排斥反应：超急性排斥确实可以称为一种"超级"排斥。它来势凶猛，大多数于吻合血同管开放后几分钟至几小时发生，也有人称之为"手术台上的排斥反应"。移植的肾脏突然变软，由红变紫，并很快停止排斥。仅少数患者可延迟发生，但也只限于移植后的24小时内。超急排斥一旦发生，目前尚无治疗办法，一经确定诊断应切除移植肾。

（2）加速性排斥反应：加速性排斥反应指术后3～5天内发生的排斥反应。患者表现为体温升高、尿少、血压升高、移植肾肿胀压痛、病情进行性发展、血肌酐迅速上升，患者需透析。患者开始治疗时有所改善，但停药后又复发，全身反应加重，移植肾区持续胀痛，肾功能不见好转，应尽快切除移植肾。

（3）急性排斥反应：急性排斥反应是临床上最多见的一种排斥反应。发生于肾移植后第6天至术后3～6个月内，特别好发于移植后3个月内，以第5周发生率最高。据统计，肾移植后3个月内有30%的病员至少发生一次急性排斥。这段时间病员要按时随访、复查。抗排斥药，尤其是环孢素不得轻易改动，绝对听从医生指导。主要表现为发热、尿少、血压升高、血肌酐上升。

对于急性排斥反应有时与突然变换抗排斥药有关。如环孢素+强的松+硫唑嘌呤，未重叠使用，有时则是与迅速减药有关。另外，不可忽视的是感染也可诱发急性排斥。对付"急排"的方法：大剂量甲基强的松龙冲击，抗淋巴细胞球蛋白或抗胸腺细胞球蛋白及专门特异性地针对排斥有关的T淋巴细胞的单克隆抗体。

（4）慢性排斥反应：慢性排斥反应是指排斥反应发生在手术6个月以后。一般与以下几个因素有关：白细胞血型配合不理想、肾移植后早期发生多次的急性排斥、环孢素剂量长期不足、高脂血症等。主要表现为内生肌酐清除率下降，以及多尿和低比重尿，甚至无尿。对于慢性排斥反应的治疗措施有：①调整免疫制剂、短程激素冲击；②抗凝，抗血小板聚集；③扩张肾血管。其中调整抗排斥药物包括：环孢素、FK506、强的松、霉酚酸酯、硫唑嘌呤、环磷酰胺、百令胶囊、雷公藤制剂等。当然，同样的药在不同的患者身上会出现不同的效果，这就要因人而异了，最终还是要听取医生的建议。

总之，患者术后出现排斥反应，要及时去医院治疗。一定要尊重科学，定期复查，才能确保移植肾功能的持久、正常。

肾移植术后远期并发症及预防有哪些?

回答：肾移植术后长期存活和生活质量的提高是每个肾移植受者和移植医护人员的共同目标，展望21世纪，随着科技现代化的发展，临床器官移植将会有很大进展。众所周知，一个成功的肾移植，不仅需要有良好的配型、娴熟的外科技术和巧妙地应用免疫抑制药物，更重要的是对并发症的及时诊断与恰当的治疗，才能获得预期效果，达到及时挽救移植肾、保全肾移植受者生命的目的。同时，对于肾移植受者，肾移植手术成功，只是万里长征走完的第一步，更需要在今后的工作、学习、生活中，增加医从性，养成良好的生活习惯，按医嘱、按时、按量服用免疫抑制药物，定期门诊随访，检测生化全套、血常规、尿常规、免疫抑制药物的浓度，以了解移植肾的功能和情况。

近年来由于新型免疫抑制疗法的改进，良好的组织配型以及移植后护理的加强，肾移植排斥反应等并发症有所控制，而内科并发症却有增加趋势。现在给大家介绍肾移植术后内科并发症及自我防护、自我监测的一般方法，以防止许多疾病的发生，促进肾移植受者的康复。

（1）呼吸系统：肾移植受者易发生肺部感染，严重的肺部感染可导致急性呼吸窘迫综合征（ARDS），是造成肾移植受者死亡的主要原因，是一个严重并发症。

预防：①锻炼身体，提高机体防病能力。②避免接触上呼吸道感染患者。③在感冒流行季节尽量不外出，不到公共场所。④外出戴口罩。⑤有不适及时就诊。

（2）心血管系统：肾移植后高血压对移植肾功能维护、肾外并发症的发生（动脉粥样硬化、心脑血管并发症）、移植肾的远期成功率（受者存活率）、移植肾存活率均有重要影响。应用降压药物治疗是基本原则，同时治疗高脂血症与动脉粥样硬化。

预防：①定期检查血脂、血压和血糖，进行饮食控制。②低胆固醇饮食，控制体重，禁止吸烟。③应用抗高血压药物，有效控制血压。④经常运动，情绪放松。

（3）消化系统：腹泻也是肾移植术后常见并发症，多见于胃病、糖尿病患者及抗生素引起的结肠炎，药物骁悉也可以引起腹泻。

预防：①饮食卫生。②合理应用抗生素。③及时治疗原发疾病，去除诱因。

（4）血液系统：肾移植术后红细胞增多症，可降低脑血管流量，显著增加血栓栓塞性疾病的发生率。原因：①促红细胞生成素代谢的反馈调节缺陷，移植肾产生促红细胞生成素过多。②骨髓细胞对促红细胞生成素敏感性增加。

预防：①定期检查血常规。②药物治疗。

（5）内分泌及代谢并发症：肾移植术后糖尿病，是器官移植术后大量使用糖皮质类固醇等免疫抑制药物的并发症之一。相关因素：①中老年患者；②肥胖体质；③非胰岛素依赖性糖尿病家族史；④尸体供肾；⑤肾移植术后联合应用环孢素A/他克莫司和皮质类固醇。

预防和治疗：①饮食控制；②控制体重；③口服降糖药物。

（6）骨骼系统：常见的并发症包括骨软化、骨质疏松和骨坏死，影响肾移植受者的康复和生活质量。

预防：①补充钙和维生素D。②皮质类固醇应保持在最小的安全剂量范围内。

肾移植后原来的肾脏病会复发吗？

回答：患者担心肾移植后原有肾脏病可能会复发不是没有道理的。我国尿毒症患者中70%以上原发病为肾小球肾炎，除了多囊肾、慢性肾盂肾炎和慢性间质性肾炎以外，几乎所有影响肾脏的疾病均有可能在肾移植后复发。不过不必太担心，大多数肾病复发的临床意义很小，由肾病复发导致的移植肾丧失功能者不到肾移植患者的5%。

肾移植后较易复发的肾病是：

（1）局灶性节段性肾小球硬化：此病伴恶性临床过程的患者，复发的可能性比较高，约50%，且近一半的肾病复发患者移植肾将会丧失功能。

（2）IgA肾病：肾移植后复发率很高，80%的受肾者移植肾系膜区有IgA的沉积。复发率虽高，但有临床意义的并不常见，复发患者移植肾功能丧失不到10%。

（3）新月体性肾炎：尽管循环中抗肾小球基底膜抗体阳性的患者有肾移植成功的报道，但最好是在血循环中该抗体降到测不到的水平后再行肾移植，可考虑行数次血浆置换以有效快速地清除抗肾小球基底膜抗体。

（4）狼疮性肾小球肾炎：一般在肾移植前要采用小剂量皮质激素，使临床表现趋于静止，血清学指标恢复正常或基本正常后再行移植。

（5）多发性骨髓瘤：活动性患者可伴骨髓浸润和全血细胞减少，易发生感染和菌血症，这些患者肾移植后复发的危险性高达70%。

肾移植患者的性生活和生育有哪些注意事项？

回答：性生活是人类正常的生理需求，也是夫妻恩爱、生活和谐的一部分。肾移植术后，随着肾功能的逐渐正常，性功能会很快恢复正常。所以对未婚青年，肾移植后肾功能正常，2～3年后即可以结婚并组织家庭，对于已婚患者，肾移植术后，随着身体状况的改善可以逐步恢复性生活。但术后性生活开始的时间没有一个明确的定论，应该取决于移植患者肾功能的恢复状态，而且个体差异也非常大。一般情况，开始正常的性生活应该在术后3个月以上，早期性生活不宜频繁，以次日精神好、身体无疲劳感，以及无腰酸等症状为适度。另外，性生活过程中，要注意避孕，以防不必要的怀孕；如果没有固定的性伴侣，性生活中建议使用安全套，防止性传播性疾病，如艾滋病、梅毒、淋病、肝炎、乳头状病毒等感染。

男性肾移植患者，术后肾功能正常，服用某些免疫抑制药物如硫唑嘌呤可以使男性精子数量减少，但仍能正常生育。女性患者要慎重考虑以下因素：①女性妊娠后期肾脏的负担加重。②移植肾植入髂窝内，容易受到妊娠后期增大子宫的压迫，使肾脏生理负担进一步加重，可出现蛋白尿、水肿等，甚至出现氮质血症。分娩后，移植肾功能可以得到改善，但也有一部分患者肾功能难以恢复正常。所以，原则上不主张肾移植女患者生育，并且要减少人工流产的次数，以免诱发排斥反应的发生，造成严重后果。

一般来说，允许生育的肾移植妇女应该具备以下条件：年龄小于35岁，肾移植后18个月；近期静脉尿路造影无肾盂扩张，移植肾功能良好，超声检查正常；无蛋白尿，血压正常或只需极少量抗高血压药物维持治疗；近期未发生急性排斥反应；免疫抑制剂在正常维持剂量之内。

目前，国内外已有很多肾移植后生育的成功案例，如果肾移植后有生育要求，建议与您的移植医生和产科医生共同协商，制订合理的计划。

儿童和老年人可以进行肾移植吗？

回答：在开展肾移植的早期，一般认为45岁以上的患者进行活体肾移植效果较好，但尸体肾移植效果不佳。在应用环孢霉素A以前，60岁患者肾移植的一年人、肾存活率分别为62%和57%，随着环孢霉素A和小剂量的类固醇激素的应用、术前术后管理的改善，以及患者选择条件的提高，高龄已不再是影响肾移植成功的主要因素。高龄患者肾移植早期的各种合并症才是导致肾移植失败的主要原因，术前的合并症或隐患在肾移植后由于手术的打击、免疫抑制剂的使用及药物的毒副反应，感染的发生率明显高于中青年尿毒症患者，肝脏损害和心脏意外等情况增加，短期内的生存率降低，因此在高龄的尿毒症患者肾移植的肾存活率取决于人的存活率。

加拿大有学者总结了1987～1993年在加拿大83个肾脏病中心接受血液透析和肾移植治疗的60岁以上患者6400例，接受肾移植患者的5年存活率为81%，而接受血液透析者的5年存活率仅41%，如果有一种以上合并症者则5年存活率更低。在生活质量方面肾移植要明显好于血液透析的患者。

因此在没有严重合并症的高龄尿毒症患者，肾移植可以作为首选治疗方法，但要考虑肾移植手术所存在的风险。

亲属间肾移植好处有哪些？

回答：我国有100万～150万人需要进行器官移植，但每年仅能实施1.3万例手术。去年我国肾移植5500多例，远不能满足需求，仅每年新增尿毒症患者便达12万人。由于缺乏肾源，患者一般要等半年至一年。亲属肾移植已成为目前器官移植的热点。发达国家30%～40%的供肾来自亲属，而我国还不到1%。

人体一个肾有100万个肾单位，平时两个肾只有25%在工作，75%在休息，它们轮流工作。切掉1个，对身体无碍。临床研究还发现，亲属肾移植以同卵双胞胎效果为最好，其次是夫妻之间（原因待查清），而后为父母捐肾给子女。此外，日本已打破血型不合不能捐赠的传统界限，并取得良好效果。

对50～60岁的患者，子女可能是唯一的可供选择的活体供者。联合美国移植会议上的报道，子女捐献给父母（CTP）的肾移植比尸体肾移植效果好。对移植一年失败病例的回归分析发现，CTP移植的失败率和死亡率明显比尸体移植的失败率和死亡率低。

　　但子女捐献一个肾给父母时总是有点担心。这里的子女不是指年纪还小的子女，而是成年子女。尽管如此，还有许多人不情愿，理由是子女的人生道路还长，但父母则相对较短，并且担心这样可能有健康危险。但是，最近的研究发现捐献者近期的死亡危险性很低。长期来讲，亲属间肾移植有较小的蛋白尿可能性，高血压的危险性较小，死亡的危险性也不大。

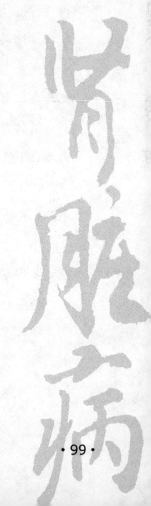

第四篇

合理营养，人生有味
——慢性肾病怎么吃

肾炎患者能吃含蛋白质的食物吗？

回答： 有人认为慢性肾炎病人是不能吃蛋白质的，其实这种观点是片面的、错误的。甚至对慢性肾炎发展到最严重时期——尿毒症期的患者，也是主张吃高质量的低蛋白饮食，即成人每日蛋白质不少于20克。肾病综合征患者，因尿中丢失大量蛋白，血浆蛋白低，而肾功能较好者，在正常摄取蛋白质的基础上要适量增加，以补充尿蛋白的流失，否则，低蛋白血症不能纠正，水肿不易消退，机体抵抗力必然差，这对患者很不利。当然，认为慢性肾炎患者，血中氮质已有明显增高者，蛋白质摄入不加限制，也是错误的。因为它可加速肾功能恶化，对患者也是有害的。

而对于急性肾炎患者，其起病之初多有肾功能减退，而吃下去的蛋白质，其代谢废物又必须由肾排出，故不宜吃过多的含蛋白质食物，包括肉类、蛋类和含植物蛋白较高的豆类等，吃多了会加重代谢废物在血里的堆积，即氮质血症。但不需要长期戒除蛋白质饮食，只要肾功能好转，临床上出现利尿消肿，化验血中尿素氮恢复正常，即可采用正常饮食。轻型急性肾炎可以不用限制蛋白质摄入，若患者有大量蛋白尿，那就要减少蛋白质摄入量。

对于每个具体患者，根据其病情的不同，每日应进食多少蛋白质饮食，最好由肾内科医生决定。

肾炎患者一定要限水吗？

回答：一般肾炎患者是不必限制饮水的，而有水肿的患者，多数不会口渴，不必喝太多水；而对于水肿严重，尿量又少的患者，则要限水。急性肾衰竭的患者更应严格限水，如无需要，不要静脉滴注液体，为了减少入水量，连汤剂中药也要限制。因为在这种情况下，每天进入身体的水（包括喝的、静脉滴注的等）是不能超过400毫升加上当天尿量，而一碗中药已占去此限量的一半以上，限制了其他需要补充的液量。所以，千万不要以为尿少是体内水不够，而用喝水的办法来利尿。

糖尿病肾病患者可以吸烟吗？

回答：众所周知，吸烟有碍健康，对糖尿病肾病患者危害更甚。这是因为：

（1）烟碱可以刺激肾上腺素的分泌，使血糖升高，加重糖尿病肾病的病情。

（2）少量烟碱对中枢神经系统有兴奋作用，大量的烟碱对神经起抑制和麻痹作用，同时对周围神经有毒性，增加糖尿病的周围神经损害。

（3）烟碱可以增高血压、加快心率、加重糖尿病的心血管损害程度。

（4）小剂量烟碱使冠状动脉血流量突然增加，以后则逐渐减少，因而影响心脏的供血，加重心肌的损害。

（5）吸烟对呼吸道黏膜有刺激作用，加之糖尿病患者本身抵抗力就差，吸烟更加容易诱发上呼吸道感染、肺炎等并发症。

因此，糖尿病肾病患者应戒烟。

糖尿病肾病患者应如何安排饮食?

回答：糖尿病患者的饮食应严格控制，以减轻胰岛 β 细胞的负担。对并发肾病的糖尿病患者，饮食控制还需考虑患者尿蛋白的丢失和肾功能状况。

（1）若有间歇性或持续性蛋白尿并产生低蛋白血症，而无明显氮质血症时，其蛋白质供给量除以每日1克/千克计算外，需再增加尿中所排出的蛋白质量，此时患者肾功能大多已有减退，故蛋白质摄入量不宜过高。

（2）兼有水肿或高血压时，应采用少盐、无盐或少钠饮食，以防水肿的发展和血压的增高。

（3）肾病患者多数伴有高血压及高脂血症时，应适当减少脂肪摄入并多食用不饱和脂肪酸，胆固醇摄入应限制在300毫克以下。

（4）根据空腹血糖情况参考食量大小，可适当增加碳水化合物，但来自碳水化合物的热量不应大于70%。

（5）如出现贫血症状时，应在饮食调配中多供给富含铁质及维生素C的食物，如贫血严重则必须辅以药物，甚至输血。

（6）糖尿病肾病患者出现肾功能不全时，如进行肾移植或透析疗法，其饮食治疗原则可参考急慢性肾衰竭、透析疗法等有关内容。

糖尿病饮食与糖尿病肾病饮食有何区别?

回答：糖尿病的饮食原则是低热量饮食。基本要求是控制摄入总热量，合理配餐（适量碳水化合物、适量蛋白质、低脂肪、多吃蔬菜），少食多餐，不饮酒，不吸烟，多饮水，高纤维素饮食。

　　糖尿病肾病作为糖尿病的并发症，饮食与糖尿病又有区别。因为糖尿病一旦进入并发症阶段，保护心、脑、肾等各器官功能，就显得异常重要。糖尿病肾病饮食原则要求：优质低蛋白质饮食。所谓优质，牛奶蛋白是最好的，其次是鸡蛋、禽蛋蛋白，再其次是鱼类蛋白、瘦肉蛋白，植物蛋白为非优质蛋白，比如豆制品、日常的馒头、米饭所含的蛋白，应该限制，以免增加肾脏负担。糖尿病肾病饮食还应注意高钙低磷。高钙的东西往往也高磷，像动物脑子和内脏、排骨、虾皮、壮骨粉之类肯定高磷，不宜多吃。同时，适当补充纤维素、维生素等也很重要。所以多吃玉米等粗粮以及蔬菜、水果等。早期糖尿病肾病，肾功能正常者，可予优质蛋白（动物蛋白）每日0.8克/千克体重，肾衰竭尿毒症期未透析时优质蛋白每日0.5克/千克体重。若严重低蛋白血症可静脉滴注人血白蛋白及必需氨基酸。另外，糖尿病肾病多伴有高血压，后期可伴有水肿及心力衰竭，故糖尿病肾病应进低盐饮食，每日钠盐最好低于2g。

饮酒对肾脏有影响吗？

　　回答：饮酒对肾脏是有一定影响的，酒精会影响机体的氮平衡，增加蛋白质的分解，增加血液中的尿素氮含量，这必然增加肾脏负担，对于正常人可能这个问题还不是很大，但对肾病患者或慢性肾功能不全的患者来讲，是疾病康复的"拦路虎"。此外，我们也知道，肾脏疾病的康复需要有良好的周围环境，而酒精对全身各个脏器都有不良的影响。长时间的饮酒会导致酒精肝、肝硬化；还会导致胃肠吸收不良，营养缺乏，出现机体对维生素B$_1$、维生素B$_2$和叶酸利用率降低，维生素B$_6$排出增加；还会导致高脂血症、动脉粥样硬化等。因此，饮酒对肾脏疾病的康复是极为不利的，肾炎患者最好远离"美酒"。

吸烟对肾脏有什么影响?

回答：目前的研究表明，与不吸烟的糖尿病患者相比，吸烟的糖尿病患者出现肾脏病变要快得多，即便其没有糖尿病，也极易出现肾脏疾患。

在一项有8000人参加的研究中，研究者们发现与非吸烟者相比，无论吸烟者所吸烟的多少，他们的尿里都更容易出现白蛋白，而该现象表明肾脏已有损伤。对于那些吸烟较少的人（一天不超过一包），他们尿中出现白蛋白的可能性是不吸烟者的两倍，而对于吸烟多的人（一天超过一包），其可能性是后者的两倍多。吸烟与较高的白蛋白水平和肾功能异常相关，而对于已戒烟的人，这些影响较少见或基本不存在。但是研究人员指出，鉴于其研究还存在局限性，因此无法判断出哪些研究对象会继续发展，最终出现肾衰竭或发生其他肾脏疾患。

经常吃豆类食品也会伤肾吗?

回答：豆类食品，如红豆、黄豆、绿豆、黑豆、纳豆、豆芽及豆腐、豆浆、豆腐干等，大都含有很高的蛋白质及嘌呤（有机化合物，在人体内，嘌呤氧化而变成尿酸）等物质，这是造成痛风，甚至是肾脏负担过重的一个主要原因。

豆类中的蛋白质为植物蛋白，正常情况下，人体摄入后经过代谢，大部分都会成为含氮废物，由肾脏排出体外。但如果豆类吃得过于频繁，就会导致体内植物蛋白含量过高，产生的含氮废物也随之增加，从而加重肾脏的代谢负担。对于肾脏排泄废物能力下降的老年人来说，尤其应该控制豆类的食用量。一般来说，一周吃两次就足够了。

另外，豆类制品中的嘌呤含量也较高。患有嘌呤代谢失常的痛风患者和血尿酸浓度增高的患者，最好不要多吃，否则很容易诱发"急性痛风"。尤其是痛风发作期间，应该完全禁食豆类；即使在缓解期中，也要有所限制，每周食用最好不要超过1次。

血液透析患者应如何安排饮食?

回答：血液透析患者的饮食应从以下几个方面注意：

（1）蛋白质：每次透析都会丢失一定量的氨基酸、多肽和少量血液，可引起体内蛋白质缺乏，所以透析患者的蛋白摄入量比非透析患者要多，一般为每天每千克体重1~1.5克，并应选用高生物价的优质蛋白食物，如牛奶、鸡蛋、瘦肉、鱼肉等。但也不应摄取过多蛋白质食物，以免加重氮质血症。

（2）脂肪与热量：应给予足够热量，热量的重要来源是适量糖类，对脂肪摄入量应加以适当限制，并增加不饱和脂肪酸（植物油中含量丰富）的比例。

（3）钾：一般每天不超过2克，高血钾、尿量少或透析次数少的患者尤应严格限制。

（4）钠：有严重高血压、水肿或血钠较高者，应严格控制钠摄入量，一般每天可进食盐3克或更少。

（5）水分：少尿、高血压、水肿或无肾的患者，应严格限水，摄入水量相当于每天排出量和不显性失水量（每天500毫升左右，夏天有所增加）之和。

腹膜透析患者饮食上应注意些什么?

回答：由于腹膜透析伴有大量蛋白质丢失，因此患者宜摄取高蛋白质饮食，持续性不卧床腹膜透析患者的推荐量为每天1.2~1.5克/千克体重，其中50%为优质蛋白（如鱼、瘦肉、牛奶、鸡蛋等含必需氨基酸丰富的动物蛋白）。腹膜炎时，蛋白丢失量增加到15克/天，抗炎治疗后，蛋白质的丢失量下降，但数天至数周又恢复较高的丢失量，故必须增加摄入予以补充。此外，尽量避免高磷饮食。尿毒症患者氨基酸代谢异常，持续性不卧床腹膜透析患者每周从透析液中丢失的氨基酸量为10~20克，故必须增加摄入量。有人提出在透析液中用氨基酸代替葡萄糖，既作为持续性不卧床腹膜透析的渗透剂，又补充了氨基酸。患者每日摄入热量应>146.5千焦/千克。从透析液中吸收葡萄糖是持续性不卧床腹膜透析患者能量的主要来源，其余需从饮食中补充。患者每天摄入的总能量（包括饮食和透析液），50%来自糖类，30%来自脂肪，20%来自蛋白质。如患者体重增加迅速，出现水肿或高血压，需略微限制水钠的摄入。若透析不能很好调整血钾水平，宜适当地进行饮食调节。

腹透患者是否要限制水分的摄入？

回答：由于连续性腹透是24小时持续而稳定的超滤，所以不像血透那样严格控制水分的摄入。腹透患者摄入水分的多少取决于尿量多少。少尿或无尿的患者进食水分要少些。持续性不卧床腹膜透析和持续性循环腹膜透析每天超滤2.5升，需要采用两组4.25%和两组2.5%葡萄糖透析液。如果患者有肥胖症、高三酰甘油血症和糖尿病，频繁应用高糖透析液对患者是不利的，应当把高糖透析液减到最少的程度，并且限制水的摄入。一般来说，如果患者每天透析总量是8升，那么，透析超滤量加上尿量应当等于8升再加上留在体内的液体量。每天测量体重能够帮助判断体内有无液体潴留。真正的体重增加不会一昼夜间发生，液体重量增加是很迅速的，体重迅速增加意味着患者喝水太多。水分过多是有危险的，可引起高血压、组织水肿、心力衰竭，如发生肺水肿，可引起呼吸困难。医生应根据每个患者透析处方、尿量和超滤量，制订出患者的进水量。

尿毒症患者为什么透析后还会发生厌食？

回答：任何肾脏疾病的患者，当肾小球滤过率小于10～20毫升/分钟时，都会不同程度地出现厌食、恶心和呕吐等尿毒症中毒症状，随着肾功能的进一步恶化，上述症状更为突出，导致蛋白质和热量摄入的减少，各种反映营养状况的指标明显恶化，这种情况不仅发生在非透析和维持性透析治疗的初期，在长期维持性透析治疗的患者中也相当常见。

一般来说，尿毒症患者在透析治疗后，厌食症状可得到一定缓解，但由于某些中分子物质在体内的蓄积可能是抑制患者食欲的重要因素，因此透析疗法并不能完全解决患者的厌食问题。导致患者食欲减退的原因很多，常见的有食物不合口味，肾衰竭时毒性代谢产物潴留及代谢性酸中毒所致的胃肠道功能紊乱，胃肠道蠕动性降低或胃轻瘫，尤其是患者合并有糖尿病神经病变、腹膜炎者，胃肠道症状可更为明显。一些精神、社会经济因素也会对患者的饮食状况产生影响，如血透患者在透析过程中或透析后常常由于心血管系统功能不稳定，而出现恶心、呕吐等消化道症状；持续性不卧床性腹膜透析患者灌入腹腔内的透析液也可引起饱胀感、胃排空和肠蠕动减慢，腹透液中葡萄糖的吸收也会对糖和蛋白质的摄入产生显著的抑制作用。此外残余肾功能的好坏直接影响着透析患者的蛋白质摄入量。随着透析时间的延长，患者残余肾功能下降，厌食症状也会更加明显。

纠正食欲减退的厌食症状，改善营养状况应注意从以下几方面入手：①充分透析，彻底清除体内代谢产物特别是中分子毒性物质，腹膜透析本身效果较好，普通血液透析效果较差，可考虑改行血液滤过或血液透析滤过；②改进饮食的烹调方法，做到饭菜可口，既增进营养、保证人体热量的需求，又注意蛋白质摄入量的适度控制；③纠正代谢性酸中毒、感染等增加机体分解代谢的不利因素；④及时纠正贫血；⑤对于重度营养不良的透析患者，可使用胃肠内、胃肠外营养支持疗法。近年来透析期间胃肠外营养疗法在临床的应用越来越普遍，此法无需中心导管或另辟静脉通路。腹膜透析患者也可通过在腹透液中按一定比例加入氨基酸，通过腹膜的吸收使患者增加蛋白质合成前体物质，达到补充蛋白质的目的。

第五篇

慢性肾脏病患者保健和护理篇

感冒会引起急性肾炎吗?

回答：各种感染皆可引起急性肾小球肾炎，尤其是链球菌感染，其中上呼吸道感染占60%～70%，皮肤感染占10%～20%。此类常在咽峡炎、扁桃体炎、猩红热、丹毒、脓疱疮等链球菌感染1～4周后发病。而除链球菌之外的细菌，如肺炎双球菌、脑膜炎双球菌、金黄色葡萄球菌及表皮葡萄球菌、伤寒杆菌、肺炎杆菌、淋球菌及流感杆菌等均可引起急性肾炎。另外病毒感染，如流感病毒、麻疹病毒、乙型肝炎病毒、艾可病毒、巨细胞病毒等感染也引发急性肾炎。其他感染如弓形体病、钩端螺旋体病、梅毒及恶性疟疾等亦可引发本病。因此，感冒也会引起急性肾炎。

急性肾炎如何预防?

回答：急性肾炎绝大多数是由链球菌感染引起机体产生自身免疫反应所致。积极预防链球菌感染，可有效地减少急性肾炎的发生。锻炼身体，增强体质是预防的主要措施。注意清洁卫生，避免或减少上呼吸道及皮肤感染，可大大减少急性肾炎的发病。有呼吸道传染病流行时，应积极做好预防、隔离措施。如发生上呼吸道感染及皮肤感染时，应及时抗感染治疗，并观察2～4周的尿液变化，将清晨起床后第一次尿液进行常规化验，有助于早期发现急性肾炎。对慢性扁桃体炎、慢性咽炎、鼻窦炎、中耳炎、龋齿等应尽量抗炎治疗，以免引起急性肾炎。总之，通过积极的体质锻炼、发生感染后立即有效地进行治疗，可以预防急性肾炎的发生。

急性肾炎患者生活上应注意什么？

回答：患了急性肾炎，应注意卧床休息并注意保暖。对血尿、水肿及高血压症状比较明显者，应卧床4～6周，当症状好转，肉眼血尿消失或尿中红细胞数减少至100万/小时以下，每天尿蛋白少于1克，消肿，血压恢复正常后，可起床进行室内活动，如活动后血尿、蛋白尿无加重，或继续好转，则再经1～2周可开始户外活动，甚至可做些轻微的工作，并定时复查，若发现尿改变加重，则应再次卧床休息。

饮食应注意供给易消化和含有多种丰富维生素的饮食，如蔬菜、水果。在少尿期及高血压时应给予低盐或无盐饮食，并适当限制入水量。在急性肾炎诱发肾功能不全时（氮质血症）应限制其蛋白质的摄入量，每日量一般不超过0.5克/千克体重，并给予高质量蛋白质（如肉类、鱼类、奶类、鸡蛋等含必需氨基酸的蛋白质）。当尿量超过1000毫升/24小时及血压下降时，对水、盐及蛋白的限制可放宽或解除。

急性肾炎的康复治疗有哪些？

回答：虽然急性肾炎的自然痊愈率高达90%，但仍有很多患者转为慢性肾炎，最终导致尿毒症。目前还没有能够预防发病的有效药物，因此康复措施显得尤为重要。提高机体的抗病能力，消除不利因素，防止病情迁延或转变成慢性肾炎，是十分重要的治疗手段。

（1）消除感染灶：很多人会认为咽喉发炎、皮肤脓疱疮是小病，可以任由其自生自灭，最多吃点药了事，没必要大惊小怪，其实不然。因为大部分急性肾炎发生于甲族B组溶血性链球菌感染之后，故对于机体的前驱感染，如咽峡炎、扁桃体炎、脓疱疮、副鼻窦炎、中耳炎等，应积极治疗。应选用无肾毒性抗生素治疗，如青霉素、头孢霉素等。一般不主张长期预防性使用抗生素。而与病情相关反复发作的慢性扁桃体炎，可在病情稳定后行扁桃体摘除术，术前、后2周使用抗生素。同时注意保暖，做好口腔、皮肤清洁，尽量消除身体内尚存的感染灶。

（2）休息：休息在急性肾炎中非常重要。在急性期，对血尿、水肿、高血压症状较明显者，应令其卧床休息4～6周，当症状好转，尿蛋白少于1克/天，尿中红细胞数减少至100万/小时以下时，可以下床在室内活动。如活动后血尿、蛋白尿无加重或继续好转，则经1～2周，可以到户外活动，甚至可以做些轻巧的工作或试行半天学习、工作。定期复查，若发现尿改变加重，则应再次卧床休息。

（3）饮食：应吃营养丰富、易消化、富含维生素的食物，如牛奶、鸡蛋、水果、蔬菜等。蛋白质摄入，应根病情决定。对于较轻型病例发病初期，每日蛋白质可限制在约0.8克/千克体重，即每日40～50g。对于中度和重度病例，经常出现氮质潴留时，膳食应严格控制。蛋白质的摄入应严格限制，每日应为0.5～0.6克/千克体重，平均30～40克/天。在限量范围内应设法选食优质蛋白质食品，如鸡蛋、牛奶、瘦肉等。每日20～30克，以减轻肾脏排泄氮质的负担。同样是吃肉类，白肉比红肉对身体要好。当病情好转时，蛋白质可逐渐增加，但每日最好不要超过0.8克/千克体重，病情稳定2～3个月后才可逐渐恢复正常量。

碳水化合物及脂肪一般不限制，以保证热量供应，这对生长期儿童尤其重要。

水肿严重而少尿者，应根据排尿量等决定入水量，每日为前一日出量加500毫升。

患者若出现水肿及高血压就应当采取低盐、无盐甚至低钠膳食。低盐膳食一般规定每日食盐2～3克（若吃酱油则为10～15毫升）。此外凡含盐多的食品如咸菜、泡菜、咸蛋、松花蛋、腌肉、海味、火腿、香肠、咸面包等均应避免。无盐膳食是烹调时全不加食盐、酱油、味精。为了增加口味，除上类含食盐的食品应避免食用以外，可用糖、醋、芝麻酱、番茄酱等来调味。低钠膳食则是除烹调时全不加食盐及酱油以外，对于含钠高的一些食品及蔬菜也应限制。例如用发酵粉或碱制作的馒头、糕点、饼干、挂面等，蔬菜中凡含钠100毫克/100克以上者均应慎用，患者每日膳食中含钠量最好不超过500毫克。

其次，当患者出现少尿、无尿或血钾升高时，还应注意限食含钾丰富的蔬菜类、动物内脏及水果类。

慢性肾脏病患者如何预防感冒？

回答： 感冒大多是由流感病毒引起的。一般认为流感对肾脏有一定影响，可导致肾病变。一方面流感病毒可直接侵犯肾组织，另一方面亦可以病毒为抗原而引起免疫复合体性肾炎。而且对于已患肾脏病的患者，流感又能使病情加重。

肾脏病患者怎样预防感冒？

（1）锻炼身体，增强体质，提高抗病能力。

（2）注意环境和个人卫生，避免发病诱因。

（3）气候变化时，注意随时增减衣服，防止受寒。

（4）感冒流行期间，可服药预防：①板蓝根冲剂，每次1包，每日3次。②防感冒牙膏，每日3次刷牙。③大青叶15克，板蓝根、贯仲各30克，水煎代茶饮。④10%大蒜液，每日滴鼻3～5次，每次1滴。

（5）感冒流行期，注意隔离，患者要戴口罩，避免去公共场所活动，防止交叉感染，室内可用醋蒸熏，进行空气消毒，预防传染，每立方米空间用市售食醋5～10毫升，用1～2倍水稀释后加热，每次蒸熏2小时，每日或隔日熏1次。

肾炎患者如何进行体育锻炼?

回答：肾炎多半发生在身体虚弱的人身上，因此积极参加体育锻炼是预防肾炎发生的有利措施。经常打球、跑步、游泳等可以促进新陈代谢，加速有害物质的排泄。体育锻炼对肾脏的积极作用一般表现在两个方面：第一是促使肾脏的排泄能力加强。运动过程中为了保持身体内环境的稳定，肾脏就必须加速排泄乳酸和脂肪代谢物质，从而保证运动能力。第二个作用是增强肾脏重吸收的能力。运动的时候排汗增加，身体内的水分就会减少，为了保持水分和盐分，肾脏就会增加对这些物质的重吸收。

肾炎患者可以切除扁桃体吗?

回答：对肾炎患者特别是急性肾炎患者来说，控制和清除扁桃体炎、鼻副窦炎、中耳炎等病灶对疾病的治疗和预防再发是非常重要的。那么什么情况下需要切除扁桃体呢?我们一般主张，急性肾炎迁延3～6个月不愈，或扁桃体反复发炎、肿大者，应做扁桃切除术，以清除病灶。手术的最好时机又是什么时候呢?当肾炎患者的病情相对稳定时，尿中蛋白小于

（+），红细胞小于10个/高倍视野，且扁桃体无急性炎症发作。这个时候行手术治疗是比较适宜的。注意的是，手术前后，应用青霉素抗感染治疗至少2周。

慢性肾炎患者一定要卧床休息吗？

回答：慢性肾炎患者在发作期应卧床休息，特别是水肿明显或病情严重的患者，因为卧床休息，既能增加利尿，又能减少心力衰竭、高血压脑病等危险的并发症，从而不致使肾功能进一步恶化。在肾炎的恢复期，应逐步增加活动，使肌肉逐渐恢复正常。因为久卧，可使体力减弱，抵抗力减退。必要时，采取一些增强体质的措施如广播操、太极拳等，以改善身体防御功能。

肾炎患者要怎样运动才合理？

回答：积极参加体育锻炼是预防肾炎发生的有利措施。一方面促使肾脏的排泄能力加强。第二方面运动的时候排汗增加，身体内的水分就会减少，为了保持水分和盐分，肾脏就会增加对这些物质的重吸收。

肾炎分急性、慢性两大类，急性患者在发病前几个星期应该注意休息，在症状稳定好转的时候再开始适当的活动。长期卧床或极少活动会使全身各器官功能衰退，进一步削弱抵抗力，所以一味休息不是好办法。刚刚开始锻炼的时候宜先做短时间的散步，练习呼吸体操并伸展四肢做些简单的体操，等身体状况进一步好转以后再练习太极拳，适当慢跑或长时间地散步，也可以打乒乓球、羽毛球。

锻炼量是否合适可以根据自我感觉、尿化验等来判断。如果锻炼后感觉良好，疲劳感在几小时内消失；尿化验蛋白量和红细胞只有稍微的增多或保持原样，这说明锻炼效果是好的，可以继续进行，否则就要适当减少运动量。

肾炎患者康复以后可以进行运动量比较大的体育活动，但是注意在痊愈后一年之内不宜做长跑或参加剧烈的体育比赛，以免过度劳累引起肾炎复发。

慢性肾炎患者一般以参加医疗体育锻炼为主，病情稳定的可以参加散步、广播操、太极拳等活动，慢性肾炎患者不要参加体育比赛，运动量要在医生的指导下严格控制。

肾炎患者除了参加体育锻炼以外还有三个方面要注意，一是避免感冒，因为引起肾炎的链球菌同样能引起咳嗽、感冒等呼吸道感染，感冒是肾炎的诱发症之一。二是注意饮食，要多吃含氨基酸和维生素的食物，提高身体的抗病力。三是注意劳逸结合。

如何关爱慢性肾炎患者？

回答：慢性肾炎病程较长，容易反复，需要长期治疗。因此家人和朋友的关心爱护是帮助患者战胜疾病的重要武器。那么，作为患者家属，你需要做哪些工作呢？

（1）鼓励斗志：因为慢性肾炎的迁延不愈，患者本人极易丧失斗志，因此，要鼓励患者树立与疾病作斗争的信心，密切配合治疗，战胜疾病。

（2）监督休息：患者一旦确诊为慢性肾炎，在开始阶段，不论症状轻重，都应以休息为主，积极治疗，定期随访观察病情变化。如病情好转，水肿消退，血压恢复正常或接近正常，尿蛋白、红细胞及各种管型微量，肾功能稳定，则3个月后可以开始从事轻工作，避免较强体力劳动，预防呼吸道及尿路感染的发生。活动量应缓慢地逐渐增加，以促进体力的恢复。凡存在血尿、大量蛋白尿、明显水肿或高血压者，或有进行性肾功能减退患者，均应卧床休息和积极治疗。

（3）保证饮食：慢性肾炎急性发作，水肿或高血压者应限制食盐入量，每日以2~4克为宜。高度水肿者应控制在每日2克以下，咸鱼、各种咸菜均应忌食，待水肿消退后钠盐量再逐步增加。除有显著水肿外饮水量不应受到限制。血浆蛋白低而无氮质血症者应进高蛋白饮食，每日蛋白质应在60~80克或更高。出现氮质血症时应限制蛋白质摄入总量，每日40克以下，供给富含必需氨基酸的优质蛋白，总热量应在0.146千焦/千克体重左右，饮食中注意补充营养及维生素。出现高钾时，注意禁食高钾食品，如香蕉、橘子等。

肾病综合征的家庭应急处理措施有哪些？

回答：肾病综合征是由多种病因引起的以大量蛋白尿、低蛋白血症、水肿、高脂血症等为特点的一组临床症候群。如果出现全身水肿、头痛头晕、高血压、尿中大量泡沫及消化道症状，如食欲减退、恶心呕吐、腹痛、腹泻、腹胀等，可能就是得了肾病综合征。

肾病综合征从发病原因上可分为原发性肾病综合征和肝炎等引起的继发性肾病综合征两大类。这两类肾病综合征的治疗是大不一样的。而正确区分二者必须要到正规医院，通过化验甚至肾活检病理才能明确。因此，发现自己出现上述症状，最好尽快到医院就诊。当然，在家庭中也有一些需要注意的问题，如果病情较重，可以依照以下几点临时处理：①应卧床休息，待水肿消退，血压恢复正常后，即可逐渐恢复正常活动。②严格限制钠的摄入，每日摄入量应在2克以下。③给予高蛋白、高热量饮食。

④水肿明显者，可用双氢克尿噻25~50毫克，每日3次，加安体舒通20~40毫克，每日3次，或加氨苯蝶啶50~100毫克，每日3次。⑤皮质激素及免疫抑制剂，如环磷酰胺对本病有效，但切不可盲目滥用。务必在医生指导下服用。

如何预防和减少糖尿病早期发生肾病？

回答：糖尿病肾病的早期主要改变是肾脏高灌注、高滤过、肾体积增大。此阶段经治疗可使病情逆转，一旦进入临床蛋白尿期病情就不可逆转。因此，早期蛋白尿（DN）防治尤为重要。蛋白尿是肾脏受损的表现之一，其中主要是白蛋白。尿白蛋白与血糖控制优劣密切相关，严格控制血糖是预防和减少糖尿病早期肾病的关键。

蛋白质摄入过多，尤其是植物蛋白分子颗粒较大，可加重肾的滤过损伤，加速肾小球毛细血管的硬化。虽然低蛋白饮食有利于保护肾脏，但作为早期DN的饮食治疗为时尚早。传统的饮食治疗，蛋白质的主要来源是植物蛋白，非必需氨基酸的含量高，生物利用率小，可加重肾脏负担。而动物蛋白质必需氨基酸的含量和利用率高。动物食品中的奶类、禽蛋类、水产类的蛋白质为优质蛋白，营养价值最好。以优质蛋白质为主的饮食对尿白蛋白的降低更为显著，对糖尿病血糖无不良影响。

糖尿病肾病患者如何选择透析方式？

回答：糖尿病肾病5期应早透析，即比一般尿毒症更早。因为糖尿病肾病患者都存在高血压、心血管病变、胰岛素异常等并发症，并较普通慢性肾衰患者出现早、进展快、病情重。透析太晚各种并发症可致严重后果。一般Ccr<15毫升/分钟都认为要早期开始透析。

腹膜透析（PD）与血液透析（HD）各有利弊，糖尿病肾病时更是如此，尚无完全统一的模式，一般来说，PD的优点显然超过HD。

因此我们的体会是：糖尿病尿毒症透析，首选PD，但又不局限于PD，即当PD超滤不满意，严重水肿，小分子溶质转运低，或一时难以控制的腹腔感染等，可临时插管改作HD或单超或连续性静脉–静脉血液滤过（CVVH），使腹膜得到休息，有望腹膜功能的改善，以后继续PD；只有PD完全失败，才改为HD。

但若患者年龄轻、社会活动多、急待移植，或者有严重腹腔内疾病和感染，广泛的粘连，或肺部疾病严重，肺功能不良者也可先作HD。

高血压肾小动脉硬化患者日常护理要注意哪些问题?

回答：高血压肾小动脉硬化患者的日常护理要注意以下几点：

（1）生活上要保证充足的睡眠，必要时可选用镇静催眠药，戒烟、戒酒，尽量避免重体力劳动，轻症患者，适当的体育锻炼是有益的。如散步、体操等，以不感疲劳为度。重症患者，应限制运动。

（2）饮食上要控制盐量，每日摄入食盐应不超过5克，控制食用动物脂肪量，应食用植物油，热卡以不使体重超重为度，蛋白质摄入量应根据病情调整，如肾功能正常，应给予营养丰富的含有优质蛋白食物。肾功能不全者，则应限制蛋白摄入量，按每日每公斤体重0.5～0.6克供给。

（3）目标血压：130/80mmHg，如尿蛋白大于1克/日则血压应控制在120/70mmHg，应逐步缓慢降压并维持长期维持稳定，血压骤降压可导致心、脑、肾供血不足。治疗期间应定期测血压，切不可血压下降后擅自停药或减量，以免血压反复升降造成脑血管意外和肾功能不全。

急性肾盂肾炎家庭处理要素有哪些?

回答：如果你感到尿频、尿急、腰酸背痛、容易疲劳，甚至低热，那你有可能得了肾盂肾炎。需要指出的是，肾盂肾炎跟通常说的肾炎是完全不同的。

急性肾盂肾炎是突然发生的肾脏感染。在大多数情况下，细菌首先来自下尿道，当感染不能控制，细菌经尿道由膀胱扩散，然后经过输尿管进入肾脏。如果尿路梗阻，尿流不畅，也会发生此症。劳累、抗病力低下、妊娠、肾结石、膀胱肿瘤、前列腺肥大等，都是肾盂肾炎的易患因素。女性因为其特殊的生理结构更易患此病。

如果你患了肾盂肾炎，除了应该尽早到正规医院诊断治疗外，饮食和调养也是相当重要的。下列方法将有助于控制感染，并将有益于维持肾脏的正常功能。

（1）休息静养：肾盂肾炎患者应注意休息，饮食清淡温和，生活要有规律，避免劳累。

（2）注意卫生：保持外阴清洁，特别是在婴儿期、月经期、新婚期、妊娠期、产褥期。

（3）热水坐浴：热水坐浴有助于解除肾炎的疼痛。可到药店购买具有消炎杀菌作用的外用洗剂加到浴盆中。

（4）穿棉制内裤：经常复发感染的妇女不应使用卫生棉条，而应使用卫生巾，应穿棉制内裤，洗过的内衣应在阳光下晒干而不是阴干。

（5）多饮水：要大量饮水，保证足够的尿量。避免摄食大量的蛋白质和盐。

（6）积极治疗：积极治疗全身性疾病及感染病灶，及时解除排尿不畅的因素。

（7）治疗必须彻底：急性肾盂肾炎的治疗必须彻底，疗程一般不应少于2周，切勿稍有好转就停药，以免转为慢性肾炎。

慢性肾脏病患者的心理保健有哪些？

回答：肾脏病或慢性肾衰病程缠绵，因此树立信心，对战胜疾病有着举足轻重的作用。随着社会的进步，心理学亦逐渐受到重视，医学心理学提示我们，人体的健康与疾病不仅与他们的遗传因素和各种理化因素有关，而且与他们的人格特征、情绪状态、心理活动、社会文化背景等因素亦有着密切的关系，大量的临床事实告诉我们，不仅药物对肾脏病有较好的疗效，而良好的心理护理更有利于疾病的治疗和身体的康复，对此应引起每位医生和患者家属的注意。

（1）肾脏病患者因为心情郁闷，精神紧张，或情绪激动，皆可直接影响到血压，从而加重肾脏负担，引起肾脏病病情加重。因此，患者应学会自我进行心理调整，保持心情舒畅和情绪稳定。

（2）很多肾脏疾病由于治疗效果较差，病情常反复加重，患者难免产生一些不良情绪，这对肾脏病康复十分不利。因此，应该进行科学的心理调整，努力克服各种有害健康的不良情绪。

慢性肾脏病患者的情志调节方法有哪些？

回答：祖国医学认为，情志与人体的脏腑功能和病理变化息息相关。机体气血充盛，贵在通调，其中情志顺畅，肝气条达对于气血的通调起着重要的作用。现代医学亦认为长期的情志不畅可以使机体的免疫功能低下，容易发生疾病，可见情志与健康是密切相关的。所以肾脏病患者在药物治疗的同时，应注意调养情志，这对于提高疗效至关重要，切不可等闲视之。

　　肾脏病患者的精神心理状态主要表现有思想紧张、忧虑重重、情绪急躁、悲观失望四个方面。"思想紧张"主要见于肾脏病初发阶段，蛋白尿或血尿的检查结果波动反复，发现自己肾功能不全的患者；"忧虑重重"是指患者担忧及考虑的问题较多，这主要见于青少年及中年的肾脏病患者；"情绪急躁"主要见于病情缠绵，收效较慢，病情易反复的患者；"悲观失望"主要见于慢性肾衰的患者，认为自己没有出路，对治疗失去信心，对生活缺乏勇气，情绪极低落，这类患者的心理素质最差。

　　由于肾脏病迁延难愈，易反复，治疗有一定的难度，确有部分患者预后不佳。患者有上述的精神状态是可以理解的，也是值得同情的。然而长期的情志刺激，持续的不良心境，不仅会影响治疗，同时还会加重病情。

治疗慢性肾脏病坚持有多重要？

　　回答：肾脏病是一种疑难病，病程较长，缠绵不愈，进展缓慢，治疗比较困难，患者必须坚持不懈地服药。即使已取得较好的疗效，巩固治疗至少也要一两年以上。难治的肾病，需要的时间应更长。所以只有坚持服药才能看出疗效，一两次尿常规检查是不能说明问题的。在治疗过程中，常会因感冒、劳累、情绪波动、饮食不当等引起肾病的反复或复发，这也是难免的。有些患者不了解这一点，一见病情出现反复，尿中蛋白或红细胞增多，便打了退堂鼓，以至于功亏一篑。还有些患者吃了一段药后，检查都正常了，便自行停了药。结果没过多久尿蛋白、红细胞又有了，这样反复多次，甚至几年，使一些本来可以得到很好控制的疾病，错过了最佳治疗时机。

　　所以，既要对肾病高度重视，积极治疗，又不能过于急躁，要耐心坚持治疗，直到彻底康复。

腰间放手机，有损肾脏吗？

回答：如今，使用手机已经是一件再平常不过的事了。不过，对于手机辐射是否危害人体健康，一直存在着争论。目前世界卫生组织下属的国际癌症研究机构正在进行一项有关手机电磁辐射与人脑组织关系的国际研究，但尚无腰间放手机引起肾脏损害的报道。手机在不通话待机状况时，每隔40分钟才会有一次瞬间讯号定期回报注册操作，在非常短、低电波的状况下，不会影响身体健康；况且腰部的脂肪较厚，具有隔离作用。因此，可以认为腰间放手机对肾脏没有损伤。

患了肾病可以有性生活吗？

回答：临床上常常遇到一些患者一旦患了肾脏病，则完全禁止性生活，视之为畏途，这大可不必。一般来说应主要应根据病情，注意适度减少性生活，以此养息肾脏，争取在服用药物治疗的同时，早日恢复健康。

那么肾脏病患者如何过性生活呢？

在急性肾炎、慢性肾炎急性期或病情尚不稳定的情况下，不宜过性生活，以免加重病情或不利于疾病的康复；在慢性肾炎康复期病情稳定时，可根据病情适当过性生活，但切忌过度，尽量减少性生活的次数，对疾病的康复是有积极意义的。

对于未婚患者而言，应在病情稳定后再结婚，以免因婚后性生活或婚后怀孕而使肾炎反复发作，加重病情和肾功能的损害。一般应在达到临床痊愈后才可结婚。临床痊愈即指患者症状体征全部消失，肾功能及尿常规检查正常，停药后1~2年内无复发。

另外，肾炎患者及其配偶还需注意性生活的清洁卫生，在房事前后均应清洁外阴部，以防泌尿系统感染后导致病情加重。

慢性肾脏病患者能怀孕吗？

回答：患有肾病的女性，要根据肾病的病情以及肾功能状况，来决定怀孕的可行性。怀孕后，肾脏负担加重，上述症状容易出现，患者常常觉得精神萎靡、四肢乏力、头晕和视力障碍等，重者可出现慢性肾衰竭和尿毒症。由于妊娠增加了肾脏负担，容易并发妊娠高血压综合征，往往加重肾脏损害。如果是肾炎非活动期，仅表现单纯有少量蛋白尿，不伴血压增高者，妊娠可以不加重肾脏损害。根据肾炎病变的程度不同，对胎儿的发育亦有不同的影响。慢性肾炎伴有血压增高者，往往伴有胎盘功能减退，胎儿血液供应不足，可发生胎儿宫内发育迟缓、死胎，围生期死亡率高。严重肾病孕妇，其胎儿死亡率可达50%。

由此可见，患肾炎的妇女能否怀孕，可有以下几种情况：①慢性肾病伴有血压增高的妇女，不宜怀孕。②如果肾功能未恢复正常者，尿蛋白量增多，达（++～+++），血中尿素氮或肌酐升高，要预防发生肾衰竭。这样的患者，不宜怀孕。如果是早期妊娠，应行人工流产。③如果肾功能已基本正常，尿蛋白少量（微量或"+"），且一段时期稳定，可以怀孕。注意增加身体抵抗力，避免各种感染，定期检查肾功能。每次产前检查都要察视水肿、体重增加情况，测血压，检查尿蛋白等。仅有少量蛋白尿而不伴有血压增高者，孕期加强保健，精心监护，妊娠结局一般是良好的。

慢性肾病妇女可以服用避孕药吗？

回答：避孕药分口服和外用两类。口服避孕药的主要成分是人工合成的雌激素和孕激素，这些物质必须在肝内解毒代谢后再经由肾脏排出。慢性肾病的女性患者，肾脏的分泌、排泄功能已经受到影响，药物不能完全经肾脏代谢排出，就会在体内蓄积，加重原有的病情。因此口服避孕药物要极其慎重，需要在专科医生的指导下用药，切忌擅自用药。

如何远离尿毒症?

回答: 预防疾病的重点应是一级预防，即早期发现各种已经发生在您或您的家人身上的慢性肾脏疾患，通过饮食、药物及良好的生活习惯等二级预防措施减缓肾脏损害的进程。要建立早期诊断、早期治疗的观念:

（1）小便存在出血或起泡沫（可能是蛋白尿）现象，应马上就医检查。

（2）不可轻视尿路结石，须定期（每3~6个月）随访一次。防止造成慢性肾盂积水。

（3）高血糖和高血压。高血压患者常需终生服药，要严格的控制血压。糖尿病患者约1/4会并发尿毒症，需定期检测肾功能及尿中微量蛋白，以早期发现及治疗糖尿病肾病。

（4）先天性多囊肾的患者，一旦发现即应建议自己的父母、子女及兄弟姊妹至肾脏科行超声波检查，以便早期发现和治疗。因一半的后代会有相同的疾病，生育前最好做遗传咨询。

（5）注意保暖防感冒：气温下降或变化使血管收缩，影响肾脏血流。此外，感冒等呼吸道疾病同样有损肾脏，可导致急性肾炎或加重原有病情。

（6）注意扁桃腺炎。扁桃体链球菌感染可导致急性肾炎，扁桃体炎反复发作者，要考虑尽早手术根治。

（7）避免不经医嘱随便服用各种中、西药物。

（8）远离重金属和毒物的污染。从事污染行业及居住在污染的环境中，许多有机溶剂和金属，如铅、铬、镉，都可能引起慢性肾脏病变，须注意肾脏保健之道。

（9）定期体检：健康人群最好每半年至一年做一次尿常规、肾功能和B超检查，女性怀孕会使肾脏负担加重，更应注意检测肾功能。

肾脏患者的家庭护理措施有哪些?

回答：肾脏病包括很多种，如急、慢性肾炎，肾病综合征，尿毒症等，但这些疾病的家庭护理很多方面是相同的。得了肾脏疾病，以下10点需做到：

（1）居住环境要做到有充足的阳光，安静清洁，温度适宜，空气清新。

（2）做到患者休息充足。大量蛋白尿时应减少活动，高度水肿者宜卧床休息，休息时可将下肢稍垫高。

（3）患者应做到口腔清洁，饭前、饭后、睡前均应漱口或刷牙。昏迷患者可用较薄一层干净纱布放于鼻部，以湿润口腔黏膜。有抽搐者，要放置牙垫，以防咬伤唇舌。

（4）长期卧床的患者应当做到常翻身。昏迷或存在肢体瘫痪者，家属应定时给患者翻身，在易受压部位垫以气垫或棉垫，防止发生压疮。经常擦洗皮肤，保持皮肤清洁，防止皮肤感染。

（5）做好患者的思想工作和精神护理，减少患者的心理压力，帮助患者树立战胜疾病的信心。

（6）做到饮食的合理安排。膳食结构合理，蛋白、脂肪、碳水化合物比例适当。钠、钾等电解质成分正确摄入。

（7）对水肿、肾功能不全的患者，应做到记录每天的入水和尿量

（出、入水量）；定期测体重，以便指导用药和选择食物。

（8）对高血压患者，应做到定期测血压，最好每天4次（早、中、晚、睡前）。控制好血压，对防止和延缓肾功能减退具有重要意义。

（9）并发呕吐的患者应观察呕吐物的情况，并及时清洗呕吐物，帮助患者清洗口腔；血尿患者应做到每日观察小便的颜色；有腹水者应每日测腹围并详细记录。

（10）帮助患者作好每日用药情况及用药量的记录，尤其是门诊服用激素的患者，更应认真记录，并应密切观察用药后的反应，并及时告诉医生。

慢性肾病患者只能静养吗？

回答：慢性肾病患者常常会从医生、家人或亲朋好友那里得到这样的忠告："一定要注意休息！""千万不要累着！"于是，肾病患者理所当然地休而息之，不敢稍事活动。更有甚者，就此卧床不起。对此，需要指出，过分依赖休息的生活方式对于慢性肾病患者的康复弊多利少。

专家认为，坚持运动可以增强机体抵御外界不良因素侵袭的能力，增强机体自身的生命力。正如俗话所说，"生命在于运动"，"流水不腐，户枢不蠹"。无病的人通过运动能够增进健康，有病的人通过运动能够促进康复。对于肾病患者来说，适当地参加运动锻炼，有助于肾病的康复和治疗。从病理角度来看，无论何种肾病，都存在着程度不等的血液循环障碍，表现为血液黏稠度增大、血流缓慢、肾脏血流量减少等，这些都可能加重肾脏损伤。而适度的运动可以改善机体的血液循环，有利于病变肾脏的修复。

有些人担心运动锻炼会加重病情，事实上，这种担心并不是没有道理。比如，肾病患者的蛋白尿、血尿以及下肢水肿等情况都有可能由于运动锻炼而暂时加重。尤其是运动性蛋白尿患者，往往在运动后出现蛋白尿，而在卧床休息时完全正常。可是，我们不可能让一个人为了保持尿蛋白化验结果阴性而总是卧床不起吧，这就如同因噎废食一样不可取。正确的做法是以积极的态度进行治疗，以适度的运动锻炼配合治疗，这样才有利于病体的康复。

那么，采取什么样的运动方式好呢？专家认为，走路是一种简便易行的锻炼方法。人体全身每一个部位在脚底都有相应的反射区。中医学认为联系人体五脏的足六经脉都起源于脚底。坚持走路锻炼无异于进行持久的足底按摩，这种方法能够激发五脏六腑的内在活力，使呼吸系统、消化系统、循环系统以及内分泌系统的功能得到加强，从而增强人体体质。

关于慢性肾病患者的走路锻炼强度，要量力而行。体质差的可缓行，时间短些；体质强的可疾走，时间长些。或漫步于公园，或疾行于林间，持之以恒，定能获益匪浅。

当然，肾病患者也可以适当做一些家务，不需要一味的衣来伸手、饭来张口。活动强度以不感觉劳累为宜。

爱护肾脏功能家庭须知有哪些?

回答：肾功能的好与坏，除了本身疾病影响外，还与日常的不良生活习惯、行为有很大的关系。我们经常发现原本同样肾功能的两个人，一段时间后两人的肾功能情况却大相径庭。为什么会出现这样的情况呢？

这种情况并不是偶然的，对自己的肾脏关爱不同，自然会有不同的结果。那么，到底应该如何爱护肾脏呢？以下提供一点点小知识：

（1）注意保暖：特别是秋冬季节，不论是肾功能恶化或是出现透析，都远超过其他各季，主要因为低温时血管收缩，血压升高，尿量减少，血液凝固力变强，容易损害肾脏功能。另外秋冬季节容易感冒，而感冒后许多对肾脏有害的炎症因子会"趁虚而入"，使肾脏雪上加霜。因此，注意保暖，预防感冒很重要。

（2）及时治疗感冒：一旦感冒，一定要及时治疗。这时最好找专科医生诊治，并告知医生自己的病情。出现流涕、喷嚏等感冒症状，一定要在医生指导下用药治疗，以免加重肾脏损伤。

（3）不乱吃及接触对肾脏有损害的药物：许多市面上销售的止痛药、抗生素和中草药或外用药大都有肾脏毒性，不要未经医师处方乱吃药。特别是已有肾功能损害者，尽量避免选用对肾功能有损害的药物。

（4）不要暴饮暴食：长期高蛋白质和高盐分的饮食，会加重肾脏负担，损害肾功能。此外，运动饮料含有额外的电解质与盐分，有肾病的患者需小心饮用。

生命在于运动—肾病与运动锻炼

回答：生命在于运动。肾病患者适当地进行运动锻炼，对于疾病的治疗和恢复大有裨益。有的患者，得了肾病后每天过于小心，生怕劳累过度而不敢锻炼或不会锻炼，甚至长期卧床休息，精神压抑，这样不仅不利于疾病的痊愈，也不利于治疗的效果。相反，正视疾病，做一些适宜的运动，如打太极拳、散步等自己喜欢而又不给患病机体造成损害的运动，则有助于疾病的恢复。

肾病患者大多都限制摄入高蛋白食物，加之精神压力及本身经济条件的限制，食欲减退等因素，使得机体各方面比较虚弱，容易引起感冒、胃肠道感染等。如果进行适当的运动锻炼，不仅可以增强机体的抗病能力，保持一种愉快的心情，而且在一定程度上增加食欲，对于营养不良，缺乏蛋白质引起的肌肉萎缩，也有一定的改善。

肾脏病往往伴有不同程度的心衰，对患者的危害很大，如伴发高血压、贫血就更严重了。控制血压的一种方法通过长期适当的运动锻炼，控制体重，以便更好地控制血压，同时也锻炼了心脏的功能，还可以改善贫血。

对于进行长期透析的患者来说，由于活性维生素D的缺乏，易引起肾性骨病。户外运动，进行日光浴，促进具有天然活性的维生素D的合成，可降低肾性骨病的发病率。

皮肤瘙痒是肾衰患者比较常见的症状，特别是老年人，皮肤老化，皮脂腺、汗腺功能下降，使皮肤干燥、瘙痒更常见。防止皮肤瘙痒的方法，一是透析充分，适当的洗澡，忌食对皮肤有刺激性的食物；二是做适当的运动锻炼，运动时以皮肤稍稍出汗为宜，再加皮肤按摩，促进血液循环，对防治皮肤瘙痒有一定的积极作用。

多囊肾患者运动锻炼有什么讲究？

🧑‍⚕️ 回答：对于多囊肾患者来讲，怎样才能既不影响身体又可以很好的工作、锻炼，对此要根据具体的病情来进行。

单个囊肿大小在40毫米以下的患者对于生活一般没有什么大的妨碍，此时大多数患者的囊肿虽然已经有轻微的互压，但囊肿之间相互压力还不是特别大，进行一些安全性比较高的运动还是可以的，但不能参与一些碰撞性的运动，如打篮球等。平时做一些轻柔性的锻炼不会影响到肾脏。

单个囊肿大小在40毫米以上的患者，此时一般囊肿已经产生相当大的压力，剧烈运动可能会造成囊肿破裂，因此在工作和生活中更要注意，避免碰撞肾部。

对于曾经出现过血尿的患者来讲，平时的活动更要注意安全，因为此时囊肿更加容易破裂，为了避免血尿再次发生，平时尽量做些弯腰角度小、颠簸轻的运动，晨练以散步或小跑为宜。

肾炎患者可以外出旅游吗？

回答： 节假期间，大家纷纷外出旅游，享受自然风光，放松心情。许多患肾炎的朋友关心是否他们也能够外出旅游呢？会不会影响身体，加重病情呢？

一般说来，急性肾炎患者急性期应卧床休息，不能外出；在恢复阶段未痊愈时，亦只能逐渐增加活动量，不宜出游。

慢性肾炎患者在透析期间尽量不要到较远处游玩。

慢性肾炎肾功能不正常者，如果病情反复波动，最好不要出游，以免病情加重，延误治疗。

慢性肾炎患者，肾功能基本正常，最近3～6个月病情比较稳定，无明显的并发症，能够担任轻工作，精神、体力也较好者，可选择交通工具舒适的短途旅游，到达目的地后应注意控制活动量，并注意饮食清洁卫生，避免病从口入。

肾移植患者并非禁忌旅游。只要全身情况好，可以根据肾功能等恢复情况以及平时工作生活的能力，采用相似并略低的活动量，如有舒适的交通工具和休息条件，可以选择相适应的旅行项目，包括稍长距离的旅行。

透析患者如何进行自我心理调节？

回答：随着肾功能的恶化，患者所损失的不只是身体的健康，还包括心理的健康。因为肾功能逐渐的衰竭必然伴随着体力的减退，那种力不从心的感觉会变成每一个病友内心的痛。再加上对于一个完全未知的未来——透析的恐惧，以及久病之后觉得自己的身体样样不如人的感觉，都会使患者容易出现各种不良情绪。

也许以上说的内容都是事实，但是事情并不是如此的悲观。虽然肾脏衰竭之后体力会不如常人，但随着透析质量不断提高，个体化透析的发展，使得透析已不再仅仅作为延长患者生命的手段，而且能使患者在接近于健康的状态下继续生存、工作和娱乐。家属和社会都没有理由再按照对待重症患者的心态来对待透析者，透析者自己也不应该以为自己病情很重，不愿意或者不敢像过去健康时那样生活，从而心情烦闷，少言寡语，活动倦怠。相反透析者应把透析作为自己日常生活的一部分，在力所能及的前提下主动从事一部分自己能胜任的工作，回归社会。事实上，目前部分透析者除定期透析时间外，其余工作时间在单位做一些工作量不大的事情，既增加了自己的收入，提高了生活的情趣，也以自己的辛勤劳动回报了社会的关爱。

很多患者觉得自己的身体状况如风中残烛，朝不保夕而整天待在家里。其实适当的旅游和交友无疑可使身心都能得到调剂。

肾移植术后生活方式要注意哪些?

回答: 肾移植术后良好的饮食控制不仅能提高患者的生活质量,还可延缓移植肾功能的减退,减少抗排斥药物所致的并发症。

肾移植患者术后饮食应注意的问题有:

(1)水:肾移植患者每天饮水量应大于2000毫升,如出现少尿(尿量少于400毫升/天),则一天的饮水量应为500~750毫升加上前24小时的总尿量。

(2)盐:除术后多尿期外,限制盐的摄入是很有必要的。一般每天盐的摄入在3~4克。无水肿、无高血压时则不必严格限制,可按世界卫生组织推荐的每天少于6克即可。

(3)碳水化合物:包括谷类、米饭和面包。由于皮质激素、FK506、环孢素等药物的应用,进食过量的糖制品会引起药物性高血糖。因此需避免高糖摄入。推荐碳水化合物摄入量为150~250克/天。南瓜、土豆、山芋和山药等有助于降低胆固醇。

(4)蛋白质:术后康复期每天摄入量为1.2~1.5克/公斤体重。体重60公斤的成年人每天摄入量为70~90克。应食用肉、蛋、鱼、禽等优质蛋白质,少食用豆制品等植物蛋白。

(5)脂肪:部分肾移植患者存在血脂紊乱、高脂血症。肾移植患者饮食应清淡,忌油腻,不食用油炸食品,限制高胆固醇性食物,如动物内脏、蛋黄、蟹黄、鱼籽、猪蹄、肉皮、鸡皮等的摄入。推荐使用鸡肉、鱼肉等"白肉类",少食用牛、羊、猪肉等"红肉类"。

(6)钙:可间歇进食含钙丰富的食品如牛奶、排骨汤等以预防骨质疏松症。另外,补钙不可过量,否则会加重肾脏负担。

此外，肾移植患者还应改变生活习惯，提倡少量多餐，多吃绿叶菜，避免食用胃肠道刺激性食物，如咖啡、茶等，并戒烟戒酒。由于使用环孢素的患者中7%可能发生痛风，因此应少食用含高嘌呤的食品，如海鲜类、动物内脏等。

肾移植术后如何自我监护？

回答：肾移植手术出院后，脱离了医生、护士的密切监护，一切要靠自我观察，通常术后3~6个月内是至关重要的，是影响到移植肾今后长期存活和整个命运的关键阶段。一方面，患者所服用的免疫抑制药量较大，抵抗力低，容易感染；另外，此时免疫反应强，易发生急性排斥反应，近期急性排斥又往往会促成以后转为慢性排斥，影响移植肾长期存活。所以出院后严密观察、自我监护、按时服药、定期复查是非常重要的。